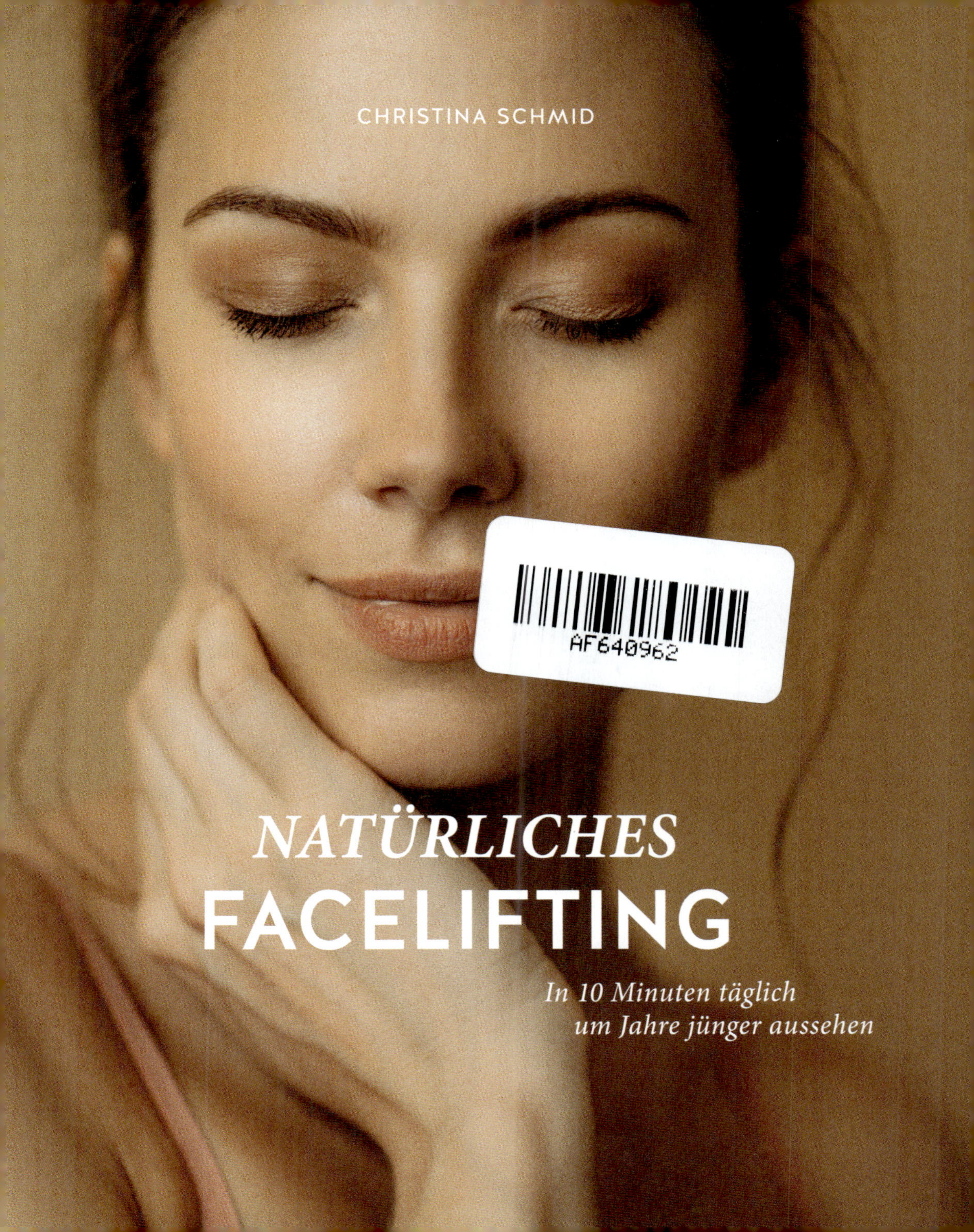

CHRISTINA SCHMID

NATÜRLICHES FACELIFTING

In 10 Minuten täglich um Jahre jünger aussehen

THEORIE

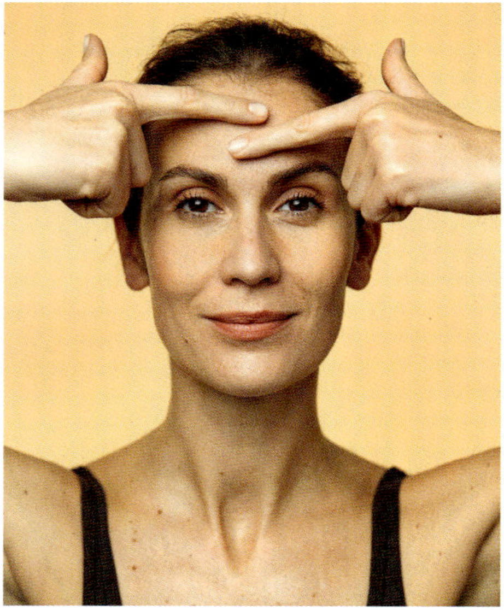

PRAXIS

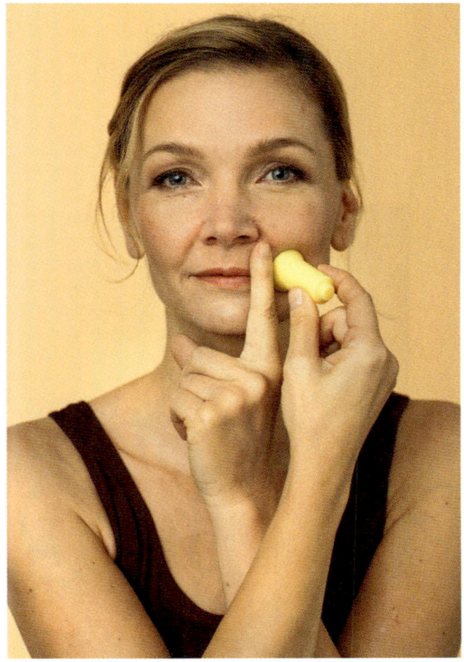

SERVICE

Unser Gesicht ist unsere Visitenkarte. Wir wollen so jung aussehen, wie wir uns fühlen. Nehmen Sie Ihr Aussehen selbst in die Hände und holen Sie sich Ihre Frische und Ihr Strahlen zurück!

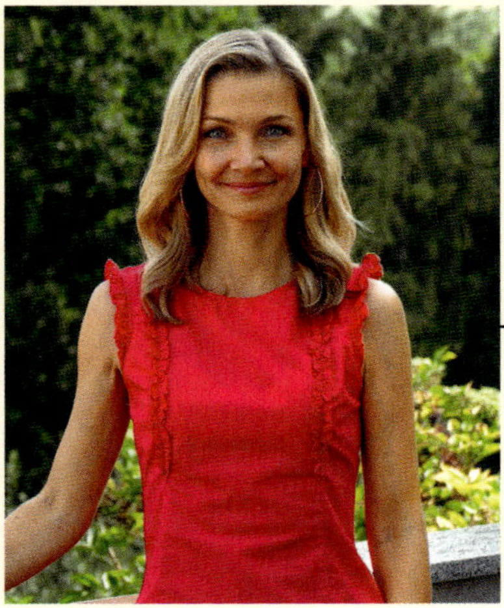

Mag. Christina Schmid

Jahrgang 1975, ist Face-Yoga-Expertin, Beauty-Coach, Kinesiologin und Publizistin. Seit über zehn Jahren beschäftigt sie sich mit Gesichtsyoga und chinesischen Methoden des Anti-Agings. Als Erste verband sie den wohltuenden Einfluss des aktiven Gesichtstrainings mit der Tiefenwirkung fernöstlicher Gesichtsmassagen. Sie ist Autorin der Bücher »Chi statt Botox« und »Du bist am schönsten, wenn du du bist«. Christina Schmid hält Kurse im In- und Ausland, ihr Blog (chi-statt-botox.com) und ihr YouTube-Kanal haben Zehntausende Abonnenten.

IHRE SCHÖNHEIT LIEGT IN IHRER HAND

Viele Menschen wollen heute selbst etwas für ihre Gesundheit tun und übernehmen mit Bewegung, Ernährung und alternativen Methoden die Verantwortung für ihr Wohlergehen. Diesen Pfad können wir auch im Bereich Schönheit beschreiten. Denn allzu lange glaubten viele, dass teure Cremes und Schönheitschirurgen ab einem bestimmten Alter die einzige Lösung wären. Dass wir selbst, außer viel Wasser zu trinken und ausreichend zu schlafen, gar nichts gegen das Altern der Haut tun könnten.

Drei natürliche Methoden für optimale Ergebnisse

In diesem Buch lernen Sie drei Wege kennen: Gesichtsyoga, Gua-Sha-Massage und Facial Cupping. Sie sind leicht zu erlernen, einfach anzuwenden und bieten wunderbare Möglichkeiten, selbst etwas für ein besseres Aussehen zu tun und unabhängig zu sein von preisintensiven Cremes und Eingriffen. Ab jetzt können Sie mit wenig Aufwand täglich etwas dazu beitragen, dass Ihr Gesicht frischer, strahlender und glatter aussieht. Das Tolle an diesen Methoden ist, dass sie absolut natürlich sind. Gesichtsyoga baut die Muskulatur des Gesichts (wieder) auf, wodurch sich das gesamte Gesicht strafft. Gua-Sha-Massage und Facial Cupping sorgen für eine vermehrte Kollagen- und Elastinproduktion und für mehr Spannkraft und Strahlkraft der Haut.
Sie finden in diesem Buch alles, was Sie brauchen, um die drei Methoden in Ihre tägliche Pflege zu integrieren. Viel Freude damit!

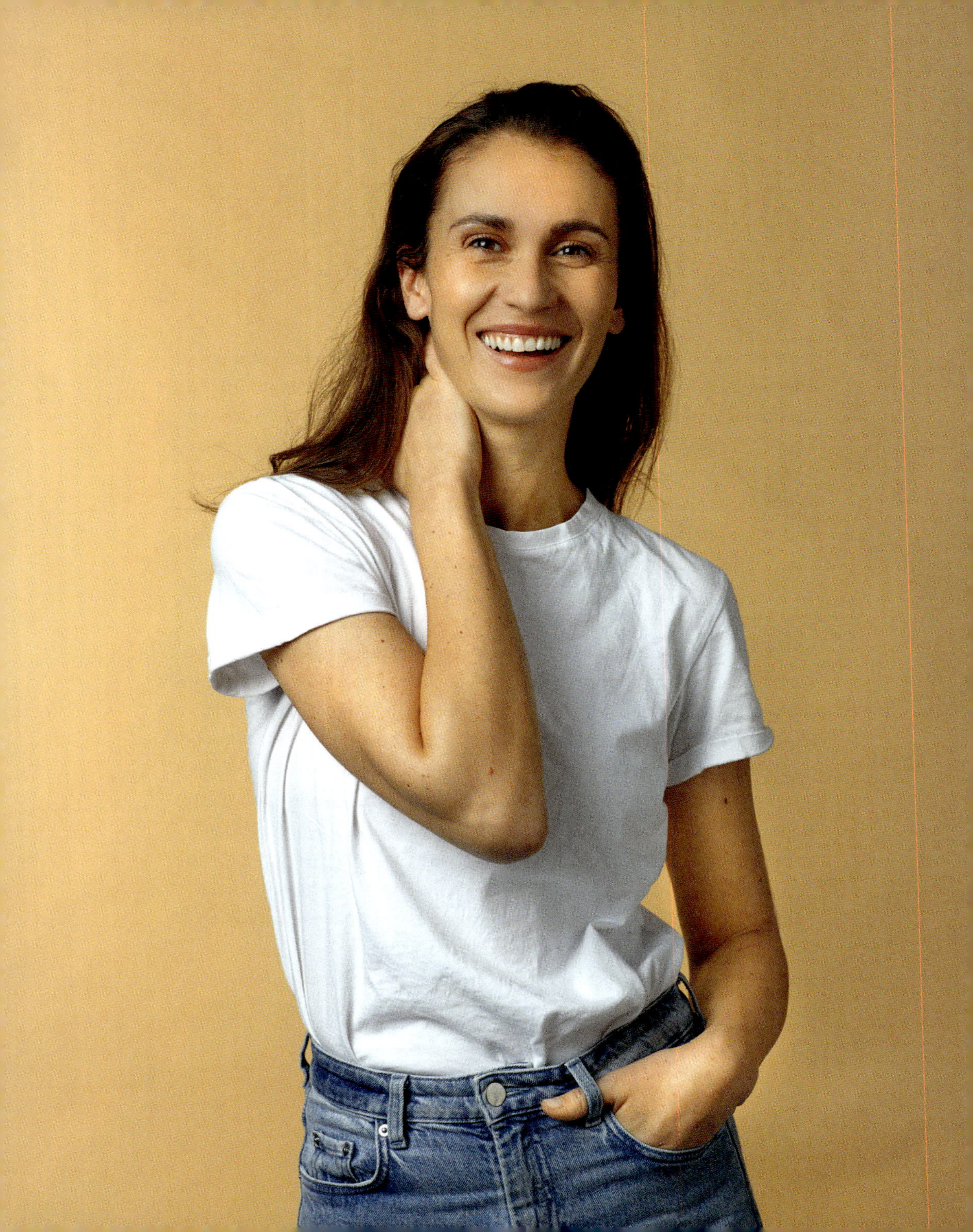

WAS EIN REIFES GESICHT BRAUCHT

Ein junges Gesicht hat straffe Muskeln, intakte Faszien, einen gut funktionierenden Lymphfluss und flexible Gefäße. Je älter wir aber werden, umso mehr Unterstützung braucht die Haut von uns.

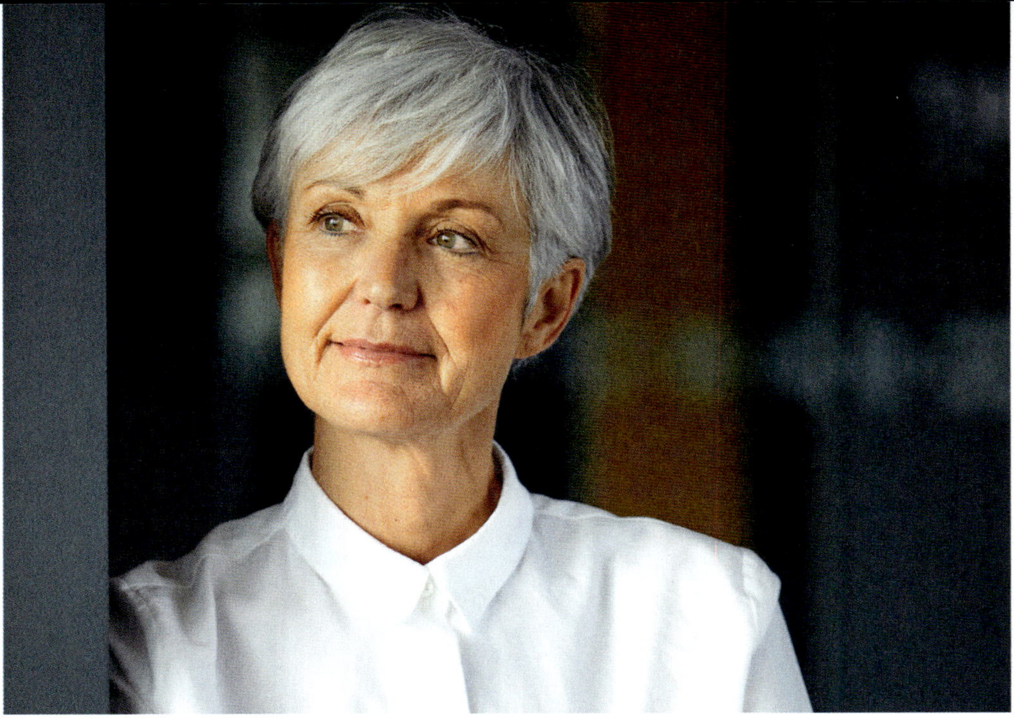

WAS GESCHIEHT MIT DEM GESICHT BEIM ALTERN?

Wenn wir älter werden, wird unsere Haut schlaff und bekommt Falten. So weit ist uns das klar. Aber warum ist das so? Welche körperlichen Prozesse führen dazu? Wenn etwa unsere Nase läuft, wissen wir, dass dies nur ein Symptom ist. Wir wissen, dass die Nase nicht kaputt ist, sondern dass ein Virus dafür verantwortlich ist, und wir versuchen, unser Immunsystem zu stärken. Bei Falten ist das ganz ähnlich – sie sind nur ein Symptom, die Ursache liegt tiefer.

DIE ALTERUNGSPROZESSE

Damit wir etwas für eine schöne Haut tun können, ist es wichtig, zuerst einmal zu verstehen, welche Bereiche unter den Alterungsprozessen leiden.

Gesichtsmuskulatur

So wie im gesamten Körper ist auch die Muskulatur im Gesicht mit den Jahren immer weniger der Schwerkraft gewachsen. Sie wird schlaffer und sinkt ab. Das wird noch dadurch gefördert, dass die Gesichtsmuskeln direkt mit der Haut verbunden sind. Hängt also der Muskel, hängt auch die Haut.
Doch damit nicht genug. Selten ist uns bewusst, wie sehr wir einzelne Muskeln überbeanspruchen, während andere brachliegen. Unsere Gesichtsmuskeln reagieren auf unser seelisches Wohlbefinden. Sind wir angespannt, sind sie es auch. Besonders im Kiefer-, Lippen- und Stirnbereich kommt es zu chronischen Verspannungen, die wiederum zu unschönen Falten führen. Wir haben nie gelernt, unser Gesicht regelmäßig zu entspannen. Verglichen mit der Art, wie wir uns um die anderen Muskeln unseres Körpers kümmern, werden die Gesichtsmuskeln meist stiefmütterlich behandelt.

Knochenstruktur des Gesichts

Zu den Alterungsprozessen im Körper gehört auch der Knochenabbau. Die Dichte der Knochen nimmt auch im Gesicht immer mehr ab. Ist der Knochenabbau stark, kann sich das Gesicht bis zur Unkenntlichkeit verändern. Bei Frauen beginnt dieser Abbau deutlich früher als bei Männern. Während sich die Knochenstruktur im Gesicht bei Männern erst zwischen 45 und 65 Jahren verändert, beginnt dies bei Frauen bereits in den Jahren zwischen 25 und 45. Der Stirnknochen und das Kinn ziehen sich zurück, der Oberkieferknochen sinkt ab. Dies lässt das Gesicht eingefallen und schlaff wirken.

Lymphsystem

Die Lymphe ist ein immer noch sträflich unterschätztes System in unserem Körper, das auch für die Entgiftung von Abfallprodukten aus der Haut verantwortlich ist. Je älter wir werden, umso träger wird dieses System, was man im Gesicht deutlich beobachten kann. Der Lymphstau führt vor allem morgens zu unschönen Schwellungen und auf Dauer zu einer unebenen, stumpfen Haut, zu Mitessern und Milien und in der Folge zu großen Poren. Schwellungen, die chronisch sind – zum Beispiel im Augenbereich – können ihrerseits zu neuen Falten und einem müden Gesichtsausdruck führen. Ein regelmäßiger Lymphstau trägt dazu bei, dass die Gesichtskonturen nach und nach verschwimmen.

Faszien

Faszien durchziehen als Teil des Bindegewebes den ganzen Körper – auch das Gesicht. In jungen Jahren sind sie flexibel und stabil, mit einem hohen Wasseranteil und elastischen Fasern. Mit dem Alter kann es hier jedoch zu Verklebungen und Verfilzungen kommen. Das verändert die räumliche Anordnung kollagener und elastischer Fasern. Der Fluss von Wasser und Nährstoffen wird zunehmend erschwert. Die Haut wird unelastisch und

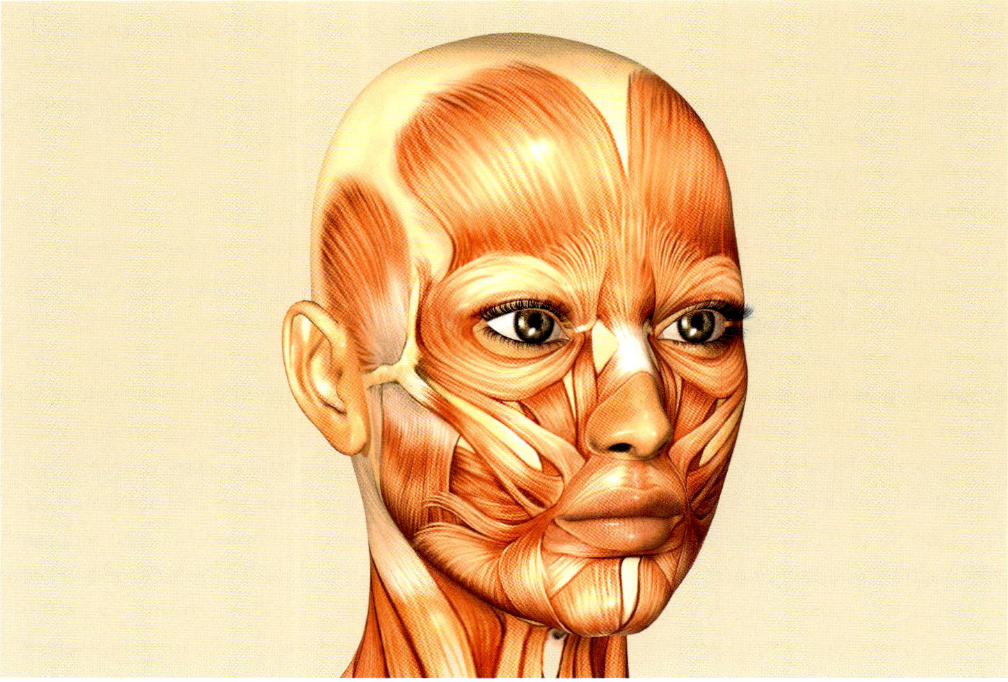

Im Netzwerk der Gesichtsmuskeln ist alles auf komplexe Weise miteinander verbunden.

büßt an Spannkraft ein. Der Verlust von Elastizität äußert sich in Falten, die sich nicht mehr zurückbilden. Hatten sich die Lachfalten früher wieder geglättet, wenn man zu lachen aufgehört hat, so bleiben sie nun in die Haut »eingeritzt«.

Unterhautfett

Unter der Haut befinden sich in ästhetischer Anordnung Pölsterchen von Fett. Diese werden mit den Jahren abgebaut beziehungsweise verschoben. Dadurch geht unserem Gesicht einiges an Volumen verloren. Es wirkt, als hätte man ihm »die Luft rausgelassen«. Auch dies begünstigt das Absinken der Haut. Sie sammelt sich nun an manchen Stellen, was wiederum zum Entstehen von Falten beiträgt.

Haut

Die Haut wird immer dünner, weniger elastisch, kann immer schlechter Feuchtigkeit speichern, was sie trocken und runzelig macht. Sie reißt leichter ein. Zum einen liegt das daran, dass der Körper in späteren Jahren weniger Kollagen und Elastin produziert, zum anderen machen Kollagen und Elastin aber auch chemische Veränderungen durch und werden weniger geschmeidig.

Gefäße

Die Anzahl der Blutgefäße sinkt und der Blutfluss in die tieferen Schichten der Haut verlangsamt sich. So wird die Haut schlechter mit Sauerstoff und Nährstoffen versorgt. Auch werden die Blutgefäße steifer, unflexibler und brüchiger.

ALLES HALB SO SCHLIMM – MAN KANN ETWAS TUN

Sich mit diesen Entwicklungen tatenlos abzufinden, wäre aber der falsche Weg. Man geht davon aus, dass nur 20 bis 30 Prozent der Gesichtsalterungsprozesse genetisch bedingt sind. Der Rest ist unserem Lebensstil und nicht zuletzt unserer Lebenseinstellung geschuldet. Unser Körper und unser Gesicht brauchen mit den Jahren mehr Aufmerksamkeit und Pflege.
Dieses Buch gibt Ihnen Methoden an die Hand – im wahrsten Sinn des Wortes –, mit denen Sie den Alterungsprozessen des Gesichts aktiv begegnen können. Die Zeiten, da wir dachten, dass ausschließlich Ärzte für unsere Gesundheit verantwortlich wären, sind vorbei. Wir wissen, dass wir selbst aktiv werden müssen, in erster Linie natürlich vorbeugend. Mit dem Gesicht verhält es sich ähnlich – wir sollten aufhören zu glauben, dass nur die Schönheits- und die Kosmetikindustrie helfen können, wenn wir mit unserem Aussehen hadern.

Ab einem bestimmten Alter, so heißt es, ist jeder selbst für sein Gesicht verantwortlich.

Es gibt dankenswerterweise gut erprobte, effektive Möglichkeiten und Methoden, selbst etwas zu tun – in jedem Alter. Und die stelle ich Ihnen in diesem Buch vor. So können Sie dem Älterwerden mit Gelassenheit entgegensehen.

ALTERUNGSZEICHEN

Für ein älteres Aussehen des Gesichts sind selten nur Falten verantwortlich. Die Haut wird trockener, stumpfer, unebener und fleckiger. Das Gesicht flacht ab und verliert an Konturen. Das Unterlid vergrößert sich (»Tränensäcke«), Oberlid und Augenbrauen sinken ab. Die Oberlippe wird dünner, die Mundwinkel ziehen nach unten. Das Gesicht wirkt müde und traurig. Das Kinn bildet sich zurück, ein Doppelkinn entsteht. Die Mimik, die Fähigkeit des Gesichtsausdrucks, wird eingeschränkt.

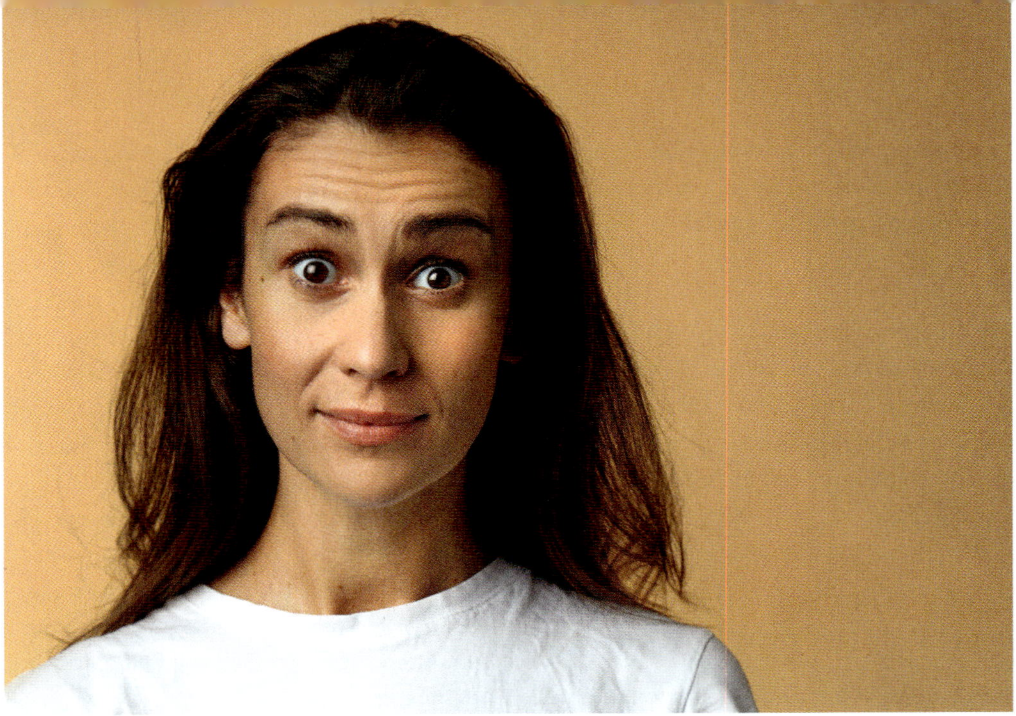

WIE DER ALLTAG IHR GESICHT FORMT

Gesichtsyoga versteht sich ähnlich wie Yoga nicht einfach nur als eine Übungsform, sondern als Einstellung und als Lebensweg. Es reicht in unseren Alltag hinein, schließlich ist es der Alltag, der uns zu dem macht, was wir sind. Denn unsere Gewohnheiten hinterlassen Spuren, seelisch wie körperlich. So ist es wichtig, dass wir uns klarmachen, was unser Gesicht über die normalen Alterungsprozesse hinaus zu dem geformt hat, wie es heute aussieht, und was es weiterhin formt. Antworten finden wir in den vielen kleinen Gewohnheiten, die uns allzu oft gar nicht bewusst sind.

MIMIK

Als Mimik werden die sichtbaren Bewegungen des Gesichts bezeichnet. Sie sind ein Teil unseres Ausdrucksverhaltens. Das Gesicht reagiert automatisch auf unsere Emotionen, und unsere Mimik ist uns nur zum Teil bewusst. Sie ist ein wesentliches Element der nonverbalen Kommunikation. Doch die Grenzen zwischen Mimik und Verspannungen im Gesicht sind fließend.

Daher ist es wichtig, dass wir lernen, unsere Mimik im Alltag bewusst wahrzunehmen. Es wäre schade, wenn Sie die Faceliftingmethoden regelmäßig anwenden, jedoch im Alltag durch unbewusste Grimassen neue Falten erzeugen.

Zum Teil wird einem die eigene Mimik automatisch bewusst, wenn man ein geübter Gesichtsyogi ist. Man entwickelt einfach mehr Achtsamkeit für unwillkürliche Bewegungen. Zugleich ist dieser Bewusstwerdungsprozess eine wichtige Vorarbeit für die Faceliftingmethoden.

- Welche Bewegungen sieht man in Ihrem Gesicht am häufigsten? Ziehen Sie gern die Augenbrauen hoch, runzeln Sie die Stirn, beißen Sie sich auf die Lippen, pressen Sie sie zusammen, kneifen Sie die Augen zusammen?
- Welche Emotionen sind typisch für Sie? Was spielt sich in Ihrem Gesicht ab, wenn Sie gestresst, wütend, grantig, überfordert, gelangweilt, traurig sind? Wie häufig ist dieser Gesichtsausdruck bei Ihnen zu finden?

Auf keinen Fall sollten Sie ein versteinertes Gesicht bekommen. Selbstverständlich dürfen Sie Ihre Emotionen ganz natürlich zum Ausdruck bringen. Doch achten Sie darauf, dass Sie keine Daueranspannung sammeln, das ist weder für Ihr Aussehen noch für Ihr Wohlbefinden gut. Es gibt keinen Grund, die Augenbrauen ständig zusammenzuziehen. Das hat mit einem natürlichen Gesichtsausdruck nichts zu tun, hier handelt es sich um eine schlechte Angewohnheit. Die Methoden in diesem Buch werden Ihnen helfen, Spannungen wie diese abzubauen.

KÖRPERHALTUNG

Ihre Körperhaltung entscheidet zum wesentlichen Teil mit, wie sich Ihr Gesicht entwickeln wird. Wir dürfen nicht vergessen, dass unsere Hals- und Nackenmuskulatur mit den Muskeln unseres Gesichts verbunden sind. Wenn es hier zu Verkürzungen kommt – woher holt sich diese Muskulatur wohl den Ausgleich?

TIPP

Tragen Sie einen kleinen Taschenspiegel bei sich. Stellen Sie auf dem Handy eine Erinnerungsfunktion ein, die Sie jede halbe Stunde daran erinnert, nachzusehen, was Ihr Gesicht gerade macht. Lernen Sie Ihre unbewusste Mimik und Ihre persönlichen Spannungsherde kennen. Entspannen Sie ganz bewusst immer wieder Stirn und Kiefer.

Richtig: aus dem Gesicht. So werden die Gesichtsmuskeln unnötig nach unten gezogen, ein Doppelkinn folgt unausweichlich.

Richtig sitzen

Setzen Sie sich auf einem Stuhl direkt auf die Sitzbeinhöcker. Das bedeutet, dass Sie ziemlich weit vorn sitzen müssen. Versuchen Sie, überall einen rechten Winkel zu bilden – zwischen Kinn und Oberkörper, zwischen Oberkörper und Oberschenkeln und zwischen Oberschenkeln und Unterschenkeln. Nun rollen Sie Ihre Schultern nach hinten und drücken sie leicht nach unten. Stellen Sie sich vor, dass Ihr Hinterkopf von einem unsichtbaren Faden nach oben gezogen wird. Fühlen Sie nun die gesunde Spannung im Kinn- und Halsbereich und erleben Sie, was in diesem Bereich passiert, wenn Sie Ihre Schultern nun wieder hängen lassen, wie wir es alle normalerweise tun. Sie werden merken, dass sich sofort ein leichtes Doppelkinn bildet.

Geben Sie Ihrem Gesicht eine solide Basis, indem Sie eine gute Körperhaltung trainieren und den Nackenbereich schön gedehnt und flexibel halten. Sie werden mehrfach davon profitieren. Nicht nur, dass Ihre Gesichtszüge dann eine bessere Ausgangslage haben und Ihre Gesundheit und Ihr Rücken Ihnen das danken – Sie werden allein wegen Ihrer guten Körperhaltung jünger geschätzt werden.

Noch bevor wir anderen ins Gesicht schauen, nehmen wir ihre Silhouette wahr. Das macht unser Unterbewusstsein automatisch, es versucht, sein Gegenüber einzuschätzen. Eine positive Körperspannung sowie eine aufrechte Haltung vermitteln Jugendlichkeit. Selbst wenn unser Gesicht noch so faltenfrei wäre – sobald wir mit hängenden Schultern daherkommen, werden wir für älter gehalten.

Es lohnt sich also, eine gute Körperhaltung zu trainieren. Richten Sie sich auf. Rollen Sie die

Die Haltung macht's – wie Sie sitzen oder stehen, wirkt sich auch auf Hals, Nacken und Gesicht aus.

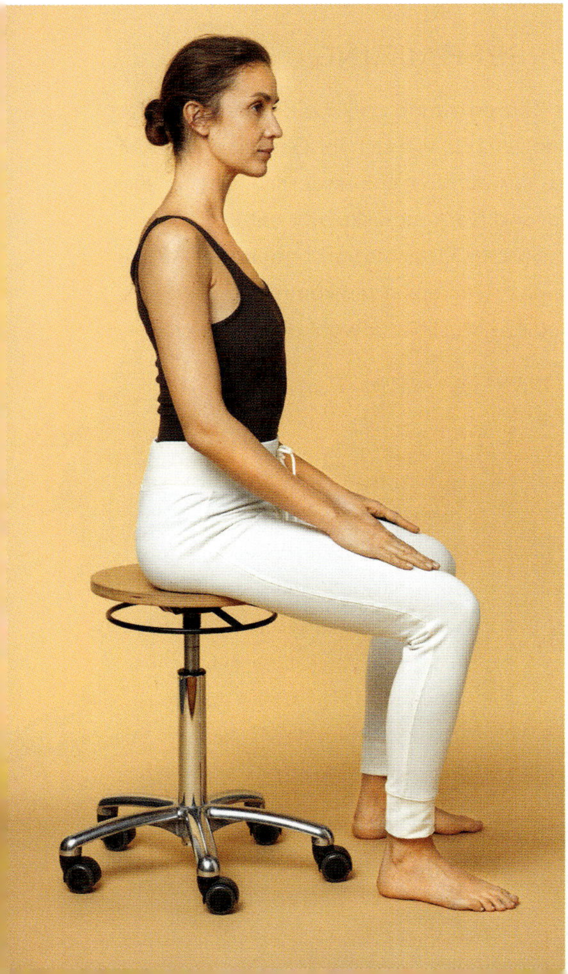

Schultern nach hinten-unten. Dehnen Sie den Nacken. Auch Ihr Gesicht profitiert davon.

DURCH DIE NASE ATMEN, DIE ZUNGE AM GAUMEN

Die wenigsten Menschen wissen, dass durch die Nase zu atmen nicht nur für unsere Gesundheit sehr wichtig ist, sondern auch für das Aussehen. Mundatmung kann ein Gesicht regelrecht deformieren. Sie führt zu Zahn- und Kieferfehlstellungen, lässt das Gesicht in die Länge »wachsen«, das Kinn verschwinden und erzeugt einen Truthahnhals.
Wie das geht?
Wenn man durch den Mund atmet, lässt man die Zunge automatisch unten liegen. Die Zunge gehört aber an den Gaumen. Liegt sie unten, wird sie mit der Zeit schlaff. Beim Schlucken wird dann nicht mehr die Muskulatur der Zunge beansprucht – stattdessen müssen die Muskeln rundherum die schlaffe Zunge unterstützen.
Die Zunge ist einer der stärksten Muskeln im Körper. Beim Schlucken sollte sie kräftig gegen den Gaumen drücken und so dem Oberkiefer regelmäßig einen wichtigen Impuls geben. Nur dann bleibt er in Form und damit auch die Zähne. Die Zunge ist im Grunde unsere natürliche Zahnspange. Bei der Nasenatmung sollte sie zu zwei Dritteln entspannt am oberen Gaumen liegen.
Wir schlucken ungefähr 2000 Mal am Tag. Macht die Zunge mit, bekommt der Gaumen die schöne Form eines umgedrehten U. Dieser kräftige Impuls hilft, die Knochenstruktur Ihres Gesichts aufrechtzuerhalten. Er sorgt dafür, dass Ihre Backenknochen auseinandergehalten werden, und gibt Ihrem Gesicht eine schöne Form.
Liegt die Zunge allerdings schlaff im Mund, bleiben diese Impulse aus und der Gaumen verformt sich in eine umgedrehte V-Stellung. Die Zähne haben nun nicht mehr ausreichend Platz und schieben sich übereinander. Der Oberkiefer verformt sich nach hinten und unten, statt oben und vorn zu stehen und unserem Gesicht die schöne Form zu verleihen. Das lässt die Wangen nach unten durchhängen, sie ziehen den Augenbereich mit und die unteren Gesichtskonturen verschwinden. Zugleich verengen sich dadurch die Atemwege, was den Teufelskreis schließt. Denn nun wird die Nasenatmung erschwert und man atmet noch häufiger durch den Mund.

So atmen Sie richtig

Gewöhnen Sie sich folgende Mund-Zungen-Haltung an: Der Mund bleibt geschlossen, Sie atmen durch die Nase. Die Zunge lehnt zu zwei Dritteln entspannt am Gaumen, die Zungenspitze ein paar Millimeter hinter den Vorderzähnen. Beim Schlucken drücken Sie die Zunge kräftig gegen den Gaumen. So bleiben Kiefer, Zähne und Gesicht schön in Form. Wenn Sie nachts durch den Mund atmen, können Sie sich mit einem speziellen Pflaster oder einem Gesichtsgurt behelfen.

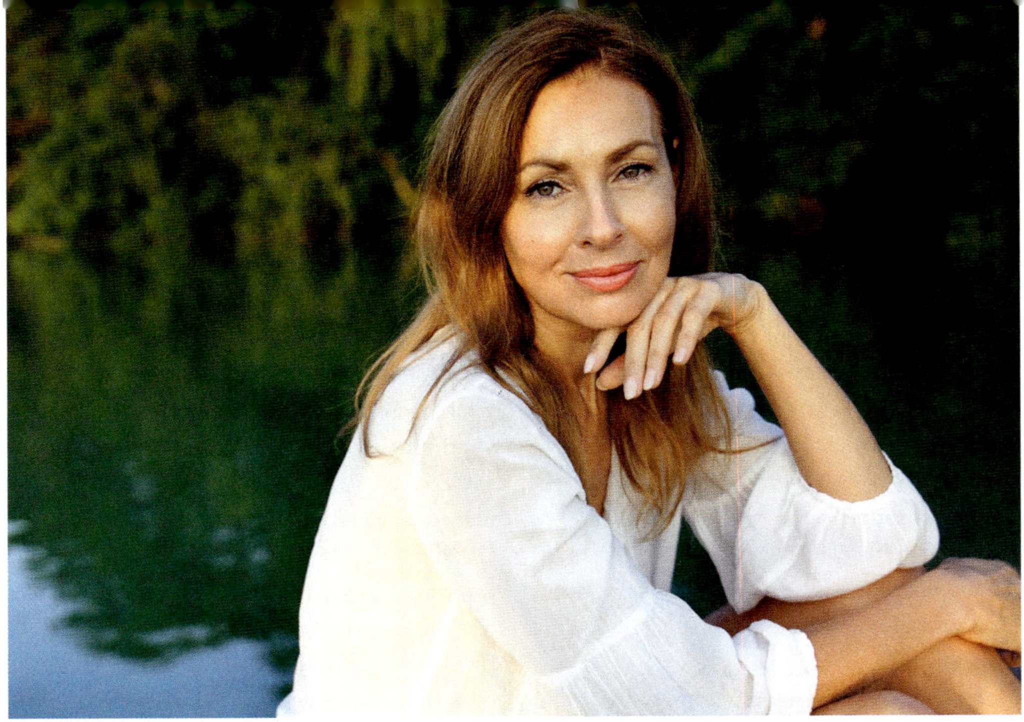

DEM ÄLTERWERDEN AKTIV BEGEGNEN

Will man den Alterungsprozessen im Gesicht wirkungsvoll begegnen, muss man bei den Ursachen ansetzen. Die Methoden, um die es in diesem Buch geht, machen genau das. Sie bauen die Muskulatur auf, verbessern die Qualität des Gewebes und der Gefäße und sie sorgen dafür, dass wieder mehr Kollagen und Elastin produziert werden. Die Haut wird wieder besser genährt und durchblutet, sie wird ebener und glatter, das Gesicht bekommt klarere Konturen und die volle Bandbreite seiner Ausdrucksfähigkeit zurück. Es wirkt allgemein frischer und erholter. Die Methoden lassen sich wunderbar in die Pflegeroutine einbauen und brauchen kaum mehr Zeit als zehn Minuten täglich. Sie sind ein bisschen wie das Zähneputzen – ein kleiner täglicher Aufwand mit beachtlicher Wirkung.

Machen Sie diese Zeit zu Ihrer persönlichen Selbstfürsorgezeit, schenken Sie sich diese liebevolle Zuwendung.

GESICHTSYOGA

Gesichtsyoga ist in der Lage, das Aussehen des Gesichts gravierend zu verändern. Erinnern Sie sich? Unsere Gesichtsmuskeln sind mit der Haut verbunden und ziehen sie mit nach unten, wenn sie erschlaffen. Das funktioniert auch andersherum – wird zum Beispiel der Stirnmuskel wieder straff, hebt er die Augenbrauen und damit das Oberlid.

Wirkungsweise

Gesichtsyoga besteht aus Übungen, die die Gesichtsmuskulatur straffen und darüber hinaus aufbauen. Das bedeutet, dass diese Übungen unsere Gesichtsmuskeln auch wachsen lassen. Wie beim Bodybuilding versuchen wir, bestimmte Muskeln »aufzupumpen«. Da unser Gesicht mit dem Alter an Substanz einbüßt, sinkt es ein wenig in sich zusammen, wirkt fahl und bildet Falten. Dieses fehlende Volumen wollen wir nun durch das Volumen der Gesichtsmuskeln ersetzen. So strafft sich die Haut wieder und Falten werden von innen heraus geglättet.
Diese Muskelarbeit gibt auch unseren Gesichtsknochen wichtige Impulse. Es ist ja bekannt, dass Knochen, die sich »nicht gebraucht fühlen«, mit anderen Worten, die nicht entsprechend beansprucht werden, an Substanz verlieren. Das ist, wie bereits gesagt, im Gesicht nicht anders. Die Übungen des Gesichtsyoga geben unseren Gesichtsknochen wichtige Impulse und helfen, ihre Dichte und Form aufrechtzuerhalten.

Gesichtsyoga vs. Gesichtsgymnastik

Verglichen mit Gesichtsgymnastik versteht sich Gesichtsyoga ganzheitlicher. Die Übungen werden mit mehr Achtsamkeit durchgeführt, die Haut wird beim Üben geschont. Gesichtsyoga widmet sich dem Aufbau der Gesichtsmuskulatur ebenso wie der Dehnung und Entspannung. Denn unser Alltag formt unser Gesicht am stärksten und es ist wichtig, Stressherde im Gesicht aufzulösen – das sind vor allem die Stirnregion (Zornesfalte), der Mundbereich und der Kiefer.
Durch Gesichtsyoga bekommt man mehr Gefühl für den eigenen Gesichtsausdruck und lernt nach und nach, unwillkürliche Mimik und Anspannung im Gesicht zu minimieren. Das lässt das Gesicht offen, frisch und sympathisch wirken.

GUA SHA, DIE SCHABE-MASSAGE

Gua Sha ist eine etwa 2000 Jahre alte Massageform und ist fester Bestandteil der Traditionellen Chinesischen Medizin (TCM). Gua heißt Schaben und Sha Krankheit. Frei übersetzt bedeutet es, dass durch das Schaben die Krankheit geheilt wird. So ungewöhnlich sich das für uns Mitteleuropäer auch anhören mag, mit Gua Sha werden tolle gesundheitliche Erfolge erzielt.

So funktioniert Gua Sha am Körper

Man braucht hierzu nicht mehr als ein Schabeinstrument und ein gutes Öl. Als Instrument kann im Notfall ein Löffel oder der Deckel eines Marmeladenglases dienen. Am häufigsten werden Nacken, Rücken, Schultern, Kopf, Arme und Beine geschabt. Man reibt mit dem Schaber auf der eingeölten Haut, bis sie rot und warm wird. Aufgrund der Weise, wie das Gewebe reagiert, kann ein erfahrener Therapeut Aussagen über die Vorgänge im Körper treffen. Im geschabten Areal werden so die Stoffwechselprozesse angeregt, die Durchblutung wird verbessert, Verspannungen werden gelöst und das Bindegewebe wird entgiftet. Die Faszien ordnen sich neu.
Es werden aber auch Reflexareale, Meridiane und Akupunkturpunkte geschabt. So wird der Körper auf der energetischen Ebene unterstützt. Gua Sha hat sich bei vielen Wehwehchen bewährt, wird von geübten Therapeuten aber auch bei ernsteren Beschwerden erfolgreich eingesetzt.

Gua-Sha-Massage im Gesicht

Die Schabemassage im Gesicht wird deutlich zurückhaltender ausgeübt, als man es am restlichen Körper tun würde. Sie wirkt wie ein sanftes Lifting, die Haut sieht direkt danach gut durchblutet, eben und frisch aus, ein bisschen wie »gebügelt«.
Doch die eigentlich interessante Wirkung erfährt man mit dem regelmäßigen Anwenden dieser Massage. Immerhin unterstützt sie das Gesicht genau dort, wo es im reiferen Alter seine Probleme hat: Sie hilft dem Lymphsystem, gut in Fluss zu kommen und damit die Schlacken abzutransportieren. Sie reinigt das Bindegewebe bis in die Tiefe und belebt die Faszien. Das Gewebe produziert wieder mehr Kollagen und Elastin, sodass die Haut widerstandsfähiger, elastischer und straffer wird. Die Gefäße werden in Schuss gehalten, die Haut wird viel besser mit Feuchtigkeit und Nährstoffen versorgt.

FACIAL CUPPING, DIE SCHRÖPFMASSAGE

Auch das Schröpfen – heute mehr unter dem modernen Begriff Cupping bekannt – hat eine uralte Tradition in der chinesischen Volksheilkunde. Als intensiv entstauende und Blockaden lösende Methode kommt es seit Jahrhunderten zum Einsatz.

Schröpfen am Körper

Zum Schröpfen am Körper verwendet man entweder Schröpfgläser, in denen durch einen Saugball oder eine Pumpe Vakuum erzeugt wird, oder man greift zu der modernen Variante – zu Cups aus Silikon. Diese werden am Körper so angebracht, dass durch den erzeugten Unterdruck die Haut in den Schröpfer hineingesaugt wird. Denken Sie an die Saugglocke in Ihrem Badezimmer – so ähnlich funktionieren die Schröpfer. Man kann sie dann entweder an der angesaugten Stelle lassen oder die Haut vorher einölen und mit dem angesaugten Cup nun auf der Haut entlanggleiten.

Durch das Schröpfglas bekommt man Zugang zu tieferen Schichten des Gewebes. Es wird intensiv entgiftet und durchblutet, aber man kann damit über Reflexzonen auch die inneren Organe erreichen.

Angewendet wird das Schröpfen vor allem am Rücken und entlang der Muskulatur. Sportlern hilft diese Massage, ihre Muskeln schneller zu regenerieren. Ein geübter Therapeut kann mit dem Schröpfen bei vielen kleinen und großen Beschwerden Erleichterung verschaffen.

Schröpfen im Gesicht

Auch hier handelt es sich um eine sanftere Variante der am Körper sonst durchaus rote Male hinterlassenden Schröpfmassage. Sie ist unkompliziert und bringt in kurzer Zeit tolle Ergebnisse. Im Gesicht wendet man überwiegend das bewegte Schröpfen an, das heißt, man gleitet mit dem Schröpfer auf der eingeölten Haut entlang.

Mit dieser Massage erreichen wir auch im Gesicht ganz tiefe Schichten des Gewebes. Es wird nicht nur intensiv durchblutet, sondern auch bis in die Tiefe gereinigt. Die Gefäße werden wieder flexibler, Elastin und Kollagen werden vermehrt produziert. Das verbessert das Hautbild nachhaltig. Durch die Anregung des Lymphsystems verringern sich Tränensäcke und andere Schwellungen im Gesicht. Die Haut wird aufnahmefähiger und kann Nährstoffe wieder besser absorbieren. Das Gesicht wirkt erholter und frischer, die Faltentiefe wird gemildert.

WIE KOMBINIEREN SIE DIE METHODEN AM BESTEN?

Als Grundformel gilt: 5-mal in der Woche Gesichtsyoga und 2- bis 3-mal schaben oder schröpfen. Damit sind Sie auf der sicheren Seite. Ob Sie 3-mal das Gesichtsyoga-Grundprogramm machen **(Seite 32)** und 2-mal Poweryoga **(Seite 40)** oder 5-mal das Grundprogramm, bleibt Ihnen überlassen. Sie können Ihr Grundprogramm und Ihre Grundmassage um Spezialgriffe für bestimmte Bereiche (ab **Seite 76**) ergänzen. Falls Sie Gesichtsyoga und Schröpfen oder Schaben hintereinander machen, fangen Sie mit dem Gesichtsyoga an. Gönnen Sie Ihrem Gesicht 1 bis 2 Tage pro Woche Ruhe. Das Entspannungsprogramm **(Seite 54)** können Sie aber jederzeit machen. Vorschläge für Wochenprogramme gibt es auf **Seite 106**.

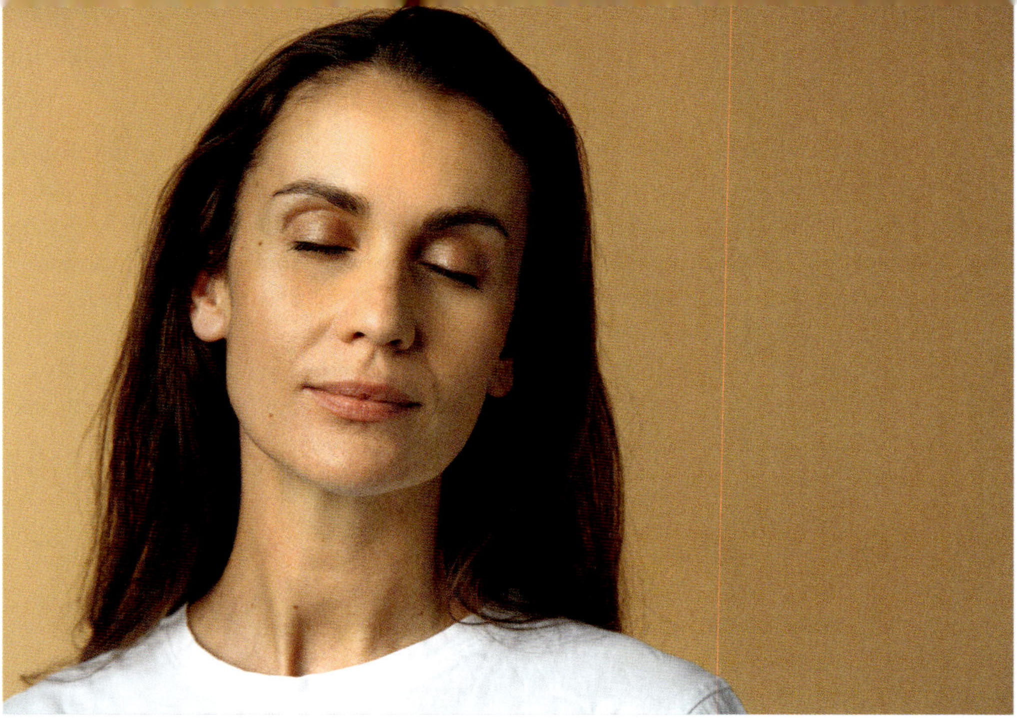

WUNDERBARE WIRKUNGEN

Jede der drei Methoden steht für sich und sorgt für eine jugendliche Erscheinung. Doch die besten Ergebnisse bekommt man, wenn man sie miteinander kombiniert. Das ist ein ähnlich geniales Zusammenspiel wie Sport und Massage. Unser Gesicht bekommt gleichermaßen Impulse von außen und von innen und das führt am schnellsten zum gewünschten Ziel.

DREIFACH HÄLT BESSER

Gesichtsyoga, Gua Sha und Facial Cupping setzen dort an, wo der Körper altersbedingt schwächelt. Alle drei Methoden sind ziemlich unkompliziert und erfordern nicht viel Zeit und Aufwand, wenn man sie mal erlernt hat. Schnell werden Sie sichtbare Erfolge feststellen. Um sich jedoch ein schönes, frisch wirkendes Gesicht bis ins Alter zu erhalten, empfehle ich Ihnen sehr, die Übungen regelmäßig zu machen und langfristig dranzubleiben. Was Sie damit erreichen, lässt sich wirklich sehen:

Mehr Kollagen und Elastin in der Haut

Durch alle drei Methoden wird der Abbau und Verschleiß von Kollagen und Elastin verlangsamt. Vor allem die Massagen aktivieren den Stoffwechsel in den Fibroblasten, also in den Bindegewebszellen, die dann mithilfe von Enzymen vermehrt Kollagen und Elastin produzieren. Diese sind dringend notwendig, um die Spannkraft und Elastizität der Haut weiterhin aufrechtzuerhalten. Allein in den ersten vier Jahren der Wechseljahre gehen uns sonst etwa 30 Prozent des Kollagens verloren. Das hat sichtbare Folgen, die man sowohl mit Gua Sha wie auch mit Facial Cupping gut abfedern kann.

Falten mindern, entfernen und verhindern

Hier entfalten die drei Methoden zusammen eine Wirkung, die jede noch so teure Creme in den Schatten stellt. Das Gesichtsyoga baut die Muskulatur so auf, dass sie sich wieder strafft und damit hebt. Da sie mit der Haut verbunden ist, hebt sie diese automatisch an und sorgt so für glattere Gesichtszüge. Darüber hinaus werden die Muskeln aber so aufgebaut, dass sie die verloren gegangene Substanz des Gesichts ersetzen und so die Haut wieder aufspannen. Das wirkt wie ein kleines Lifting.

Gua Sha hat seine Stärke vor allem bei den feinen Fältchen. Im Augenbereich wirkt es wie ein Minibügeleisen.

Die Stärke des Facial Cuppings schließlich liegt bei den tieferen Falten, zum Beispiel den Nasolabial- und Zornesfalten. Durch das Unterstützen der Kollagenbildung tragen beide Methoden aber auch indirekt dazu bei, dass die Haut nicht spröde und faltig wird.

Schöne Konturen entlang der Kinnlinie

Wer etwas gegen Hängebäckchen und Doppelkinn tun möchte, kommt an Gesichtsyoga nicht vorbei. Denn die erschlaffende Wangenmuskulatur führt zum Absacken der Wangenpartie nach unten, wo sich entlang der Kinn-Unterkiefer-Linie ausgeprägte Hängebäckchen bilden. Diese beeinflussen nicht nur die gesamte Gesichtsform negativ, sie führen auch zu unschönen Falten an den Mundwinkeln, sogenannten Marionettenfalten.

Mit Gesichtsyoga bauen wir die Wangenmuskulatur auf und heben damit die Wangenpartie so an, dass das Gesicht wieder eine klarere Kontur bekommt. Das Doppelkinn bildet sich zurück und die Haut an der Kinnlinie wird angehoben. Durch das Schröpfen und Schaben erhält sie einen Teil ihrer Elastizität wieder zurück, sodass der »Hängeeffekt« gemildert wird.

Straffere Haut und ein besseres Hautbild

Alle drei Methoden bringen viel Bewegung ins Gewebe. Und nur wo Bewegung ist, ist auch Leben. Schröpfen und Schaben durchbluten die Haut intensiv und sorgen dafür, dass die Gefäße wieder flexibler werden, damit die Nährstoffe von der Haut gut aufgenommen werden können. Das Kollagen und Elastin, die nun vermehrt gebildet werden, verbessern die Spannkraft der Haut und das macht sie straffer. Die Faszien können mehr Flüssigkeit aufnehmen, die Haut ist besser versorgt. Da beide Massagen »ausleitend« – also tiefenreinigend – sind, wird verhindert, dass die Poren immer größer werden, was man oft bei der Haut älterer Menschen beobachten kann.
Das Gesichtsyoga-Training »bläst« die Muskeln auf, sie gewinnen an Volumen. Dieses Volumen ersetzt die verloren gegangene Substanz, die die Haut hängen lässt. So kann sich die Haut wieder spannen, sie sieht jünger und gesünder aus.

Tränensäcke reduzieren

Das Lymphsystem wird mit den Jahren ganz schön träge. Am besten kann man das morgens beobachten, wo kleinere und größere Schwellungen unter der Haut sichtbar sind. Es handelt sich um gestaute Lymphflüssigkeit, die sich hier in der Nacht angesammelt hat. Am stärksten betroffen ist der Bereich unter den Augen, die sogenannten Tränensäcke. Wenn man nichts gegen sie unternimmt, können sie sich ganz schön auswachsen und zu neuen Falten führen.
Hier helfen alle drei Methoden und man kann sich gern eine aussuchen. Gesichtsyoga bringt Bewegung ins Gesicht, die auch das Lymphsystem anregt. Mit der Schröpf- und/oder Schabemassage kann man dem Lymphsystem direkt auf die Sprünge helfen. Nach so einer selbst gemachten Lymphdrainage fühlt man sich freier und munterer und bemerkt, dass auch die Haut im restlichen Gesicht nun ebener wirkt. Die Lymphe bildet nämlich nicht nur unter den Augen Schwellungen, sie staut sich im ganzen Gesicht, lässt die Haut leicht uneben aussehen und Konturen verschwinden.

Vollere Lippen, größere Augen

Gesichtsyoga kann Ihr Gesicht verändern. Wenn der Oberlippenmuskel an Volumen gewinnt, wird die Oberlippe wieder voller und Ihr Lächeln schöner. Wenn ältere Menschen sprechen, kommen oft nur ihre unteren Zähne zum Vorschein.
Durch das Gesichtsyoga-Training wird man wieder die obere Zahnreihe sehen, das lässt das Gesicht jünger erscheinen. Die Schröpfmassage hilft ebenfalls, mehr Volumen in die Lippen zu bringen, da sie durch den Vakuumeffekt die Lippen stärker hervortreten lässt. Auch sorgen beide Massagen für eine gute Durchblutung, weniger Trockenheit und ein volleres Rot der Lippen.

Dass unsere Augen immer kleiner werden, dafür ist nicht nur das immer schlaffer werdende Oberlid verantwortlich. Unser erschlaffender Stirnmuskel drückt die Augenbrauen nach unten. Die Augenbrauenmuskeln haben ebenfalls immer weniger Kraft und so schiebt sich der ganze Stirn- und Augenbrauenbereich nach unten. Wenn dieser Bereich mit Gesichtsyoga gestrafft wird, gewinnen die Augen wieder mehr Platz. Sogar das Oberlid kann man trainieren, sodass die Augen wieder größer und jünger erscheinen. Die Massagetechniken helfen zudem, die Lymphflüssigkeit, die sich gern um die Augen herum staut, abzutransportieren, und schon hat man ein völlig neues Gefühl und ein verändertes Aussehen in dieser wichtigen Gesichtspartie. Die Augen sehen nicht nur schöner aus, man fühlt sich tatsächlich freier und munterer.

Mehr Ausstrahlung

Oftmals versteifen sich Menschen auf bestimmte Falten oder Bereiche im Gesicht und übersehen, wie hier alles mit allem zusammenhängt. Wenn man sich ein besseres Aussehen wünscht, sollte man das Gesamte im Blick behalten. Denn was nützt es, wenn das Hängelid weggeschnitten wird, die Augenbrauen aber immer noch zu tief herunterhängen? Was bringt es, die Zornesfalte wegspritzen zu lassen, wenn sich die Anspannung nun in einem anderen Gesichtsbereich sammelt? Und was für einen Sinn macht es, die Oberlippe aufspritzen zu lassen, wenn sie trotzdem zu tief hinunterhängt und die Zähne bedeckt? Wir wollen gut aussehen, nicht »gut gemacht«. Natürliche frische Energie verleiht uns einen unwiderstehlichen Glow, selbst wenn unser Gesicht nicht perfekt ist.

»Manche Menschen altern,
andere reifen.«

Sean Connery

NEUES LEBEN IM GESICHT

Diese drei Methoden werden Ihnen ein Gefühl im Gesicht schenken, das Sie so noch nicht kennen, ein neues Strahlen, eine neue Frische. Sie werden mehr Gespür für diesen wunderbaren Körperbereich bekommen, in dem auch noch so viele Sinnesorgane ihren Sitz haben. Diese natürlichen Methoden werden Sie achtsamer, präsenter und munterer machen. Das werden Sie fühlen und so werden Sie aussehen. Wie die beste Version Ihrer selbst, nicht wie die künstlich erzeugte Version eines Schönheitsdocs. Sie können Ihrem Gesicht neues Leben einhauchen. Nicht durch Filler und Nervengift. Ihr Gesicht wird Energie haben, eine Schwingung, etwas, das Ihr Umfeld wahrnimmt. Man wird Sie fragen, ob Sie im Urlaub waren. Manche werden Sie verdächtigen, dass Sie etwas haben »machen lassen«. Und Sie können geheimnisvoll lächeln mit natürlichen Lippen, die schön, beweglich, genährt und voller Leben sind …

ANGENEHME NEBENWIRKUNGEN

Mit den natürlichen Faceliftingmethoden bringen wir Bewegung bis in die tiefsten Schichten der Haut. Wir beleben Bereiche, die vielleicht seit Langem vernachlässigt wurden. Das verändert nicht nur unser Aussehen, es wird auch viele gesundheitsfördernde Prozesse anstoßen.

Dass Sport und Bewegung wichtig sind, ist uns schon lange klar. Dass wir dabei aber in der Regel beim Hals aufhören und so tun, als würde das Gesicht nicht dazugehören, ist den wenigsten bewusst. Auch die Gesichtsmuskeln brauchen Bewegung, um das Gewebe gesund zu halten. Diese Bewegung belohnt uns mit allerlei schönen »Nebenwirkungen«.

ENTSPANNTER KIEFER

Wir sammeln viel Stress im Gesicht. Das betrifft vor allem den Kiefer. Die Kiefermuskulatur ist wie die des Nackens sehr stressanfällig. Sie neigt dazu, sich mit der Anspannung zu verhärten. Der Körper versucht manchmal, die Spannung durch nächtliches Zähneknirschen wieder loszuwerden. Mit mäßigem »Erfolg« und Schaden für die Zähne und die überforderte Kaumuskulatur.

Viele Menschen machen Physiotherapien für den Nacken und übersehen dabei, dass das Problem nicht selten im Kiefer entsteht. Die Nackenschmerzen können ihren Ursprung in der Anspannung des Kiefers haben. Beide Bereiche gehören einfach zusammen.

Die Übungen des Gesichtsyoga bringen wieder Leben in den verhärteten, verspannten Bereich. Durch regelmäßige Bewegung kann die Muskulatur wieder weicher werden.

Die Schröpf- wie auch die Schabemassage bieten einen guten und schnellen Weg, den Kiefer wieder freizumachen: Sie weichen die Faszien auf, ordnen sie neu, durchbluten und durchwärmen die Muskulatur. Das ist wohltuend und entspannend.

KOPFSCHMERZEN, SCHLAFSTÖRUNGEN, ZÄHNEKNIRSCHEN & CO.

Es ist aber nicht nur der Kiefer. Wie viele Menschen ziehen die Augenbrauen zusammen, pressen die Lippen aufeinander, kneifen die Augen zusammen! Wir nennen es Mimik, aber wenn man sich das genau anschaut, findet man dahinter oft so starke chronische Verspannungen, dass viele Menschen nicht mehr in der Lage sind, sie bewusst und gezielt zu entspannen.

Diese Bereiche zu entspannen ist enorm wichtig. Der Stirnmuskel setzt sich bis unter die Kopfhaut fort und die Verspannung der

Stirn führt nicht selten zu unangenehmen Kopfschmerzen. Abgesehen davon, dass aufeinandergepresste Lippen und zusammengekniffene Augen neue Falten entstehen lassen, übertragen sie diese Anspannung auf den Kiefer, den Nacken, den Hinterkopf und sogar das Becken. Eine unglückselige Verspannungskette entsteht.
Auch hier greifen die beschriebenen Mechanismen und verschaffen Erleichterung. Entspannung im Gesichtsbereich wirkt sich günstig bei Kopfschmerzen, Schlafstörungen, Zähneknirschen sowie bei Becken- und Nackenverspannungen aus.

MÖGLICHE ABHILFE BEI TINNITUS

Es gibt viele Ursachen für Tinnitus und ich möchte nicht den Eindruck erwecken, dass die hier beschriebenen Methoden bei jedem Tinnitus wirken.
Allerdings liegt die Ursache oftmals in der verspannten Kieferregion und der Halswirbelsäule. Das ist auch der Grund, warum Gesichtsyoga, Facial Cupping und Gua Sha des Gesichts manchmal gegen Tinnitus helfen. Wir betrachten ja bei dieser Arbeit Hals und Nacken als Teil des Gesichts, da sie mit ihm verbunden sind und wir bessere Ergebnisse bekommen, wenn wir sie in die Übungen integrieren. Das Nachlassen der Verspannungen kann daher auch zum Nachlassen des Tinnitus führen – das konnte ich bei Teilnehmerinnen meiner Tageskurse schon häufig erleben.

GESICHT, HALS, NACKEN

Für die Arbeit mit den natürlichen Faceliftingmethoden ist es wichtig, das Zusammenspiel des Gesichts mit Hals und Nacken zu verstehen. Wir fangen beim Üben von Gesichtsyoga immer mit der unteren Gesichtsregion an und beim Massieren immer mit dem Hals. Das ist essenziell. Denn wenn wir die Lymphflüssigkeit im Gesicht bewegen und sie keine Möglichkeit hat, abzufließen, haben wir sie zwar aufgewirbelt, aber im Großen und Ganzen bleibt sie, wo sie war. Deswegen beginnen wir im Halsbereich und »öffnen« so zuerst die Lymphzentren am unteren Hals – entweder durch die Massage oder durch die Übungen im unteren Gesichtsbereich.
So gut wie alle Gesichtsyoga-Übungen wirken sich auch auf die Halsmuskulatur aus. Das können Sie beim Üben direkt spüren. Auf diese Weise straffen Sie den Hals quasi nebenbei mit.
Auch der Nacken ist an den meisten Übungen beteiligt und so bauen wir beim Gesichtsyoga indirekt auch die Muskulatur an der Halsrückseite und im Nacken auf. Diesen Bereich integrieren wir auch in unsere Massagen, um ihn aufzuwärmen und die Verspannungen abzubauen.

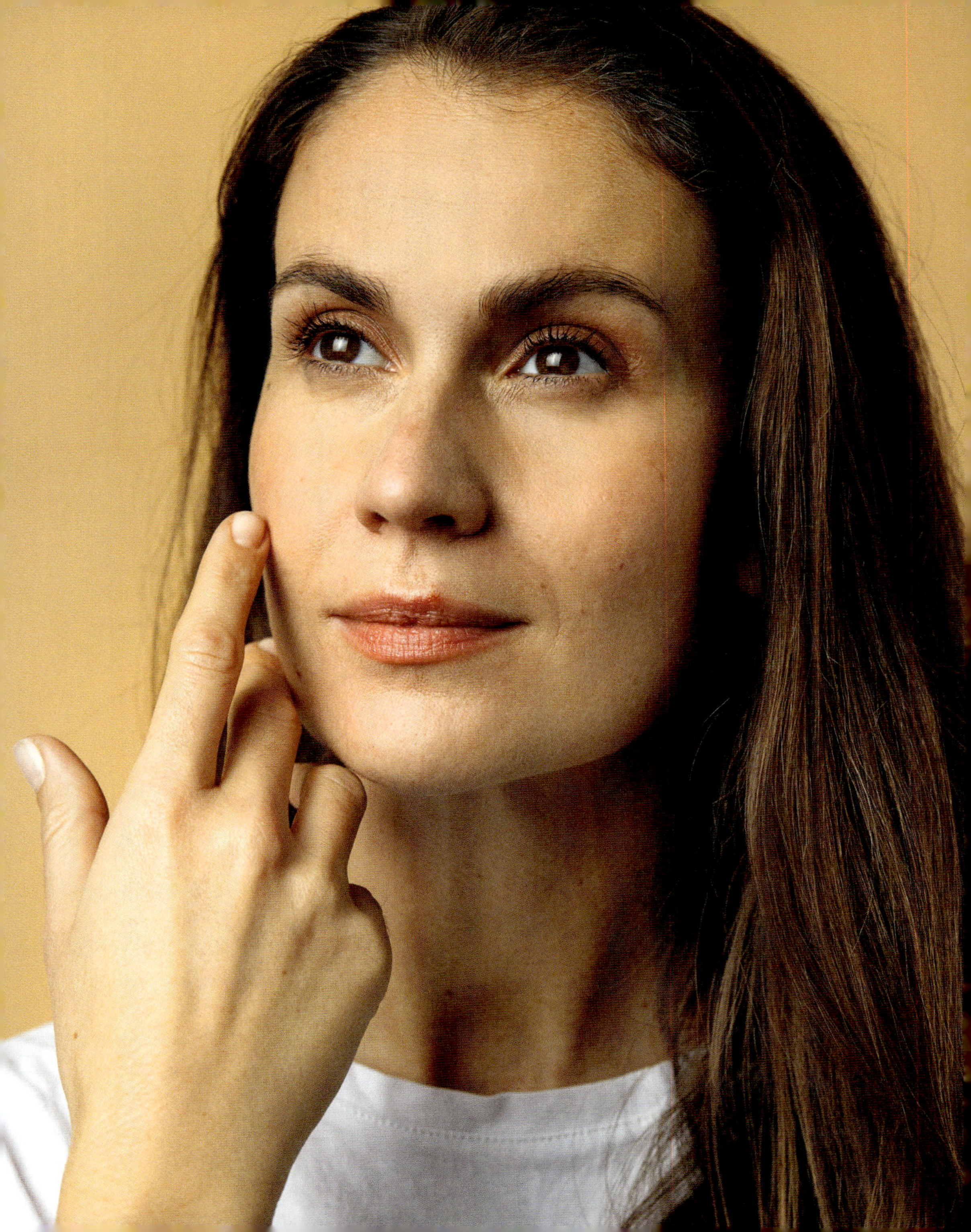

SIE SIND IHR BESTER SCHÖNHEITSDOC

Gesichtsyoga bringt Ihr Gesicht wieder richtig gut in Form. Gua Sha und Facial Cupping sorgen für mehr Elastizität und Spannkraft der Haut. Alle drei zusammen ergeben eine geniale Kombination.

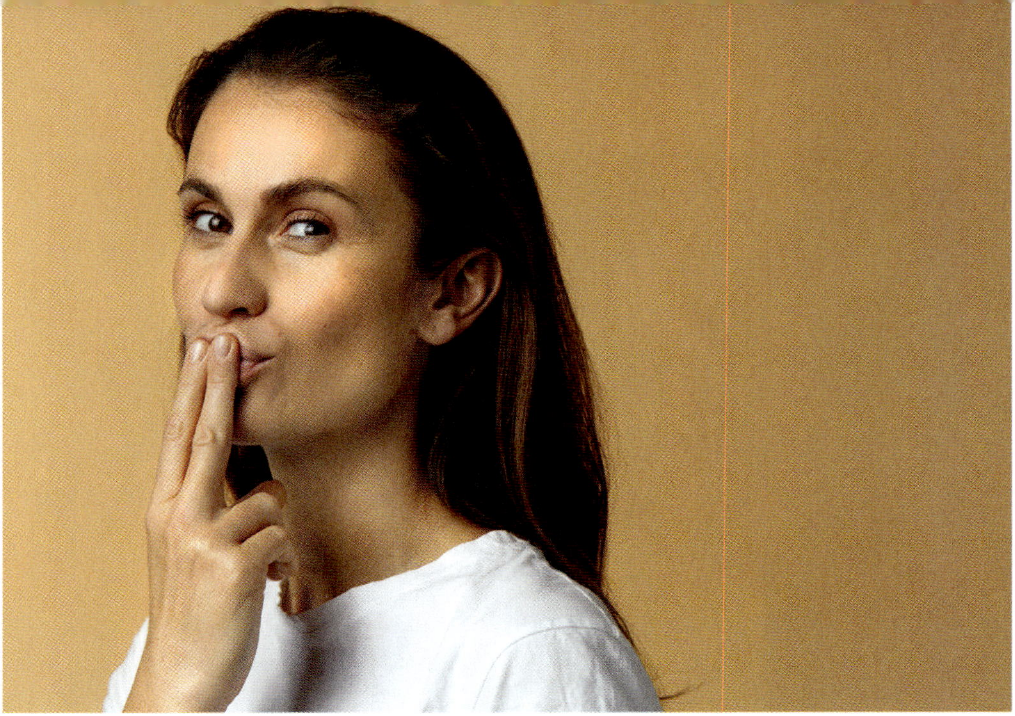

GESICHTSYOGA

Ich habe für Sie mehrere verschiedene Programme zusammengestellt. Es macht Sinn, das ganze Gesicht zu trainieren, und die Übungsabfolgen sind so gewählt, dass jeder Gesichtsbereich seine Trainingseinheit bekommt. Sie können die einzelnen Übungen aber auch anders kombinieren beziehungsweise einzeln machen. Hören Sie bitte immer auf Ihr Gefühl. Wenn Ihnen eine Übung nicht behagt oder Sie Schmerzen haben, machen Sie sie nicht. Dieses Buch bietet eine große Auswahl an Übungen, Sie müssen also nicht gerade die machen, die Ihnen nicht angenehm sind.

Trainingsdauer und Anzahl an Wiederholungen sind nur Richtwerte. Sie können sie gerne Ihren Bedürfnissen anpassen. Wichtig ist: Gesichtsyoga lebt von der Regelmäßigkeit.

Wenn Sie mal wenig Zeit haben, verkürzen Sie einfach die Zeit für die einzelnen Übungen. Aber üben Sie auf jeden Fall. Gesichtsyoga erfordert nicht viel Aufwand. Wenn Sie mit den Übungen erst einmal vertraut sind, dann sind Sie in ein paar Minuten mit Ihrem Programm durch.

SO ÜBEN SIE AM BESTEN

Wann üben?

Ich empfehle Ihnen, Gesichtsyoga gleich morgens einzubauen. Bis auf das Poweryoga-Programm (**Seite 40**) sind die Übungsabfolgen relativ kurz, planen Sie also dafür etwa zehn Minuten ein. Wenn Gesichtsyoga Teil Ihrer Morgenroutine wird, profitieren Sie gleich mehrfach. Zum einen macht es munter, beseitigt Schwellungen, die sich nachts im Gesicht gesammelt haben, durchblutet die Haut, sodass Sie weniger Makeup brauchen. Zum anderen erledigen wir die Dinge, die wir uns für den Morgen vornehmen, zuverlässiger als das, was wir uns für tagsüber oder abends aufheben. Tagsüber kommt uns öfter etwas dazwischen, abends sind wir zu müde – und schon hat man es schleifen lassen.
Sie können die Übungen noch im Bett machen. Die Haut sollte allerdings beim Üben nicht zu trocken sein. Wenn Sie spüren, dass die Haut morgens ihre natürliche Schutzschicht hat und nicht trocken ist, können Sie gleich mit dem Gesichtsyoga loslegen. Sie können aber auch nach dem Auftragen Ihrer Pflege üben. Falls Sie morgens trockene Haut haben, sollten Sie sie zuerst versorgen.

Wie oft?

Idealerweise üben Sie viermal in der Woche das Grundprogramm (**Seite 32**) und einmal in der Woche das Poweryoga-Programm. So haben Sie einen Zeitaufwand von viermal zehn Minuten und einmal dreißig Minuten. Wenn Sie mal keine Zeit für das lange Programm haben, brauchen Sie kein schlechtes Gewissen zu haben. Hier gilt: Weniger zu tun ist immer besser, als nichts zu tun. Dann machen Sie einfach fünfmal das Grundprogramm. Für ganz stressige Tage steht Ihnen ein »Miniprogramm für Eilige« zur Verfügung, es dauert nur drei Minuten (**Seite 52**).
Das Grundprogramm können Sie um Übungen aus den Spezialprogrammen ergänzen, falls Sie gern intensiver an einer besonderen Zone arbeiten möchten (**Seite 76**). Rechnen Sie dafür zusätzliche fünf Minuten ein.

Wenn Sie sehr ehrgeizig sind, machen Sie das Poweryoga-Programm vor allem am Anfang gern auch zweimal in der Woche, um schneller aufzubauen.

Gönnen Sie Ihrem Gesicht aber auch ein »Wochenende«. Dies muss natürlich nicht unbedingt genau am Samstag und Sonntag

sein, aber lassen Sie Ihr Gesicht an ein bis zwei Tagen in der Woche das Training verdauen und schenken Sie ihm eine Ruhepause.
Sie werden sehen, mit der Zeit werden Sie Ihren eigenen Weg finden, die Übungen und Programme zu kombinieren. Wichtig ist, dass Sie dranbleiben. Machen Sie sich einen Wochenplan. Sie sind nur sich selbst verpflichtet und sonst niemandem – halten Sie sich also an Ihre eigenen Vorgaben.

Wie lange pro Übung?

Halten Sie sich grundsätzlich an die Empfehlung im jeweiligen Programm. Sie können die Dauer aber gern ausdehnen, wenn Sie sich schnellere Ergebnisse wünschen oder merken, dass Ihnen die Übung guttut. Auch hier handelt es sich um einen Richtwert, hören Sie auf Ihren Körper.
Um die Zeit zu stoppen, ist eine App auf dem Smartphone sehr praktisch. Sie können die gewünschte Zeit einstellen und die App gibt ein Zeichen, wenn die Zeit abgelaufen ist. So können Sie sich voll und ganz auf die Übung konzentrieren und müssen nicht auf die Uhr schielen.

Was noch wichtig ist

Achten Sie beim Üben auf eine aufrechte Wirbelsäule. Ich möchte Ihnen nahelegen, vor einem Spiegel zu üben, damit Sie immer die Möglichkeit haben, die Richtigkeit der Position zu überprüfen. Achten Sie bitte darauf, dass Sie beide Hälften des Gesichts gleichmäßig beanspruchen.
Irgendwann kennen Sie viele dieser Übungen auswendig und können sie, wie schon gesagt, auch direkt nach dem Aufwachen im Bett üben. Dennoch sollten Sie alle paar Tage vor dem Spiegel üben, um die Haltung zu kontrollieren und sicherzugehen, dass Sie alles richtig machen und dass sich keine Fehler einschleichen. Auch von Zeit zu Zeit die jeweiligen Übungsbeschreibungen wieder durchzulesen, ist sinnvoll.
Wenn Sie älter sind, werden sich bei einigen Übungen, bei denen man breit lächeln oder den Mund weit aufmachen muss, auf Ihren Wangen möglicherweise Längsfalten bilden. Bitte streichen Sie diese einfach mit den Händen glatt. Denken Sie immer daran, bei diesen Übungen Ihre Handflächen auf Ihre Wangen zu legen, um die Haut zu glätten.
Es gibt Übungen, die man gut zwischendurch in den Alltag einbauen kann – natürlich nur zusätzlich zum regelmäßigen Üben. Da sie nicht aufwändig sind und man teilweise die Hände dazu nicht braucht, kann man sie leicht auch während der Arbeit am Computer machen. Solche Übungen sind zum Beispiel der Trompetenspieler (**Seite 35**), Lippen aufeinanderpressen (**Seite 34**) oder Augen auf (**Seite 49**).

Achten Sie bitte darauf, dass Ihre Hände beim Üben sauber sind.

AUF EINEN BLICK

Sie werden einige Veränderungen zum Positiven bemerken, wenn Sie erst einmal regelmäßig Gesichtsyoga machen. Betrachten Sie sich beim Blick in den Spiegel jedoch nicht kritisch, sondern liebevoll und wohlwollend. Hier lesen Sie, was mit den Übungen alles möglich ist.

STRAFFERE HAUT

Die Haut wird bei jedem Üben gut durchblutet, der Stoffwechsel verbessert sich. Nährstoffe werden besser aufgenommen und Toxine werden entsorgt. Die Lymphflüssigkeit, die ansonsten Schwellungen und kleine Unebenheiten verursachen kann, kommt in Bewegung und kann abfließen. Die Muskeln gewinnen an Volumen, was die Haut von innen heraus strafft.

AUSDRUCKSVOLLE AUGEN

Hier bewirken Stirnmuskel und Augenringmuskel gemeinsam etwas. Wenn sich der große Stirnmuskel strafft, heben sich die Augenbrauen. So bekommen die Augen mehr Raum. Durch das Trainieren des Augenringmuskels können die Augen ein wenig an Größe gewinnen.

SCHÖNE LIPPEN

Die Oberlippe wird mit dem Älterwerden immer schmäler. Mit Gesichtsyoga kann man die Mundmuskeln trainieren und dadurch die Lippen auf natürliche Weise aufpolstern.

KLARERE GESICHTSKONTUREN

Doppelkinn und Hängebäckchen kann man mit Gesichtsyoga gezielt angehen. Werden die mit der Haut verbundenen Muskeln gestrafft, heben sie die Konturen an. Durch das Trainieren des Zungenbeinmuskels bildet das Kinn wieder einen deutlicheren Winkel zum Hals und die Gesichtskonturen kommen klarer zum Vorschein.

HOHE WANGENKNOCHEN

Nicht die Wangenknochen verändern sich – es sind vielmehr die durch das Training aufgepolsterten Wangenmuskeln, die dem Gesicht diesen Anschein geben. Das lässt Sie jünger aussehen und entlastet die untere Gesichtspartie.

CHARISMA

Der Gesichtsausdruck verändert sich. Ihre Muskeln werden entspannter, die Mundwinkel angehoben, was das Gesicht allgemein freundlicher wirken lässt. Durch das Training spüren Sie Ihr Gesicht deutlicher, das verändert die Mimik auf eine positive Weise.

GRUNDPROGRAMM – 10 MINUTEN

Führen Sie jede Übung 30 Sekunden lang durch. Dabei gehen Sie so vor, dass Sie die Übungsposition abwechselnd 4 Sekunden halten, kurz entspannen, wieder halten. In den letzten 10 Sekunden versuchen Sie dann, die Spannung durchgehend zu halten. Wenn Sie etwas geübter sind, können Sie die Dauer verlängern. Das Grundprogramm machen Sie am besten viermal in der Woche.

ZUNGE IN 5 RICHTUNGEN

Bereitet das Gesicht aufs Üben vor. Achten Sie auf eine gerade Körperhaltung.

- Strecken Sie die Zunge heraus, so weit es Ihnen möglich ist.
- Strecken Sie die Zunge weit nach unten aus, während Sie mit den Augen nach oben schauen. 5 Sekunden halten.
- Strecken Sie die Zunge in Richtung Nasenspitze aus, während Ihre Augen nach unten blicken. 5 Sekunden halten.

1

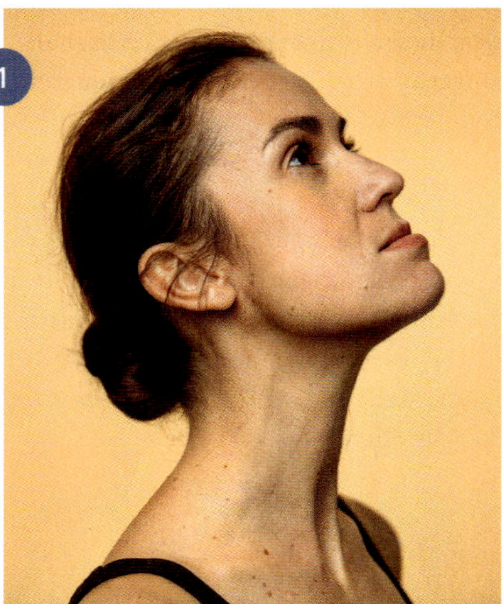

- Strecken Sie die Zunge nach rechts und blicken Sie dabei nach links. 5 Sekunden halten.
- Strecken Sie die Zunge nach links, blicken Sie dabei nach rechts. 5 Sekunden halten.
- Legen Sie den Kopf in den Nacken und sehen zur Decke. Strecken Sie die Zunge immer wieder so in Richtung Decke, als wollten Sie sie damit berühren.

ZUNGE GEGEN DEN GAUMEN PRESSEN

Strafft Kinn und Hals, verbessert die Gesichtskonturen und beugt einem Doppelkinn vor.

- Schieben Sie den Unterkiefer nach vorn und pressen Sie die Zunge gegen den Gaumen. Möglichst den hinteren Teil der Zunge, nicht die Zungenspitze.
- Legen Sie den Kopf in den Nacken. (1)
- Lächeln Sie.
- Halten Sie die Position, während Sie die Zunge immer wieder fest gegen den Gaumen pressen und wieder entspannen.

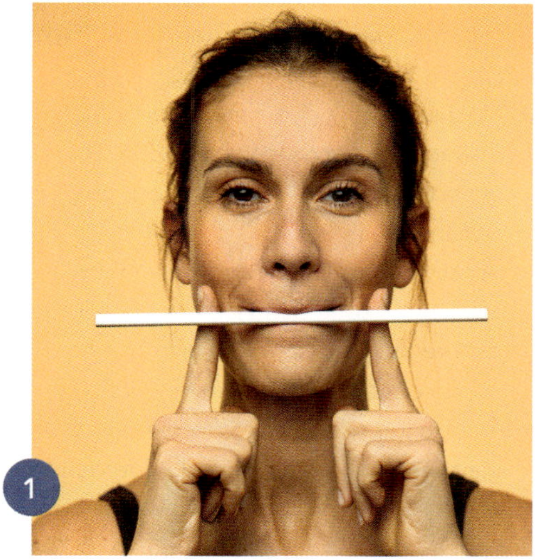

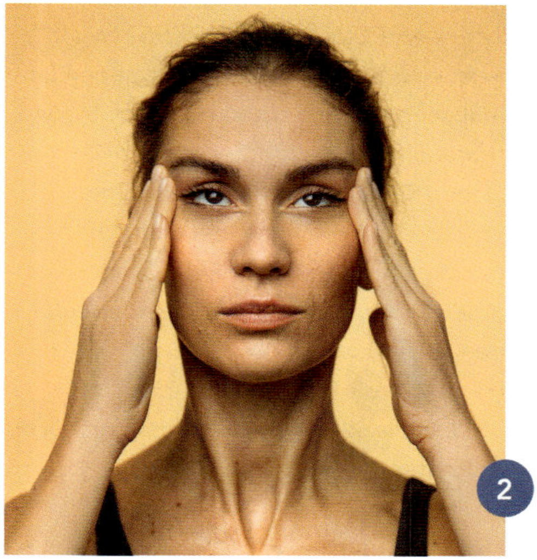

STIFT RAUSZIEHEN

Festigt die Mundpartie und mildert Lippenfältchen. Gleichzeitig stärkt die Übung die Kieferpartie und sorgt so für schönere Gesichtskonturen.

- Schieben Sie Ihre Lippen über die Zähne und lächeln Sie.
- Legen Sie einen Stift oder Löffel der Länge nach zwischen die Lippen. Vergessen Sie nicht, weiterhin zu lächeln.
- Versuchen Sie nun, den Stift mit Ihren Händen herauszuschieben, während Ihre Lippen ihn festhalten und nicht hergeben. (1)
- Wenn Sie keinen Stift oder Löffel zur Hand haben, legen Sie einfach Ihren Zeigefinger der Länge nach zwischen die Lippen und versuchen, ihn gegen den Widerstand der Lippen herauszuziehen.

SCHLÄFENMUSKELN TRAINIEREN

Hilft wunderbar gegen Krähenfüße und Lachfältchen.

- Legen Sie drei Finger auf Ihre Schläfen, direkt neben die Augen, sodass Ihr Ringfinger auf dem Knochen liegt. Schieben Sie die Haut ganz sanft (2–3 mm) diagonal nach oben und zur Seite. Die Muskeln um die Augen werden seitlich leicht nach oben gedehnt. Blicken Sie in Richtung Decke. (2)
- Halten Sie die Haut fest und versuchen Sie, gegen diesen Widerstand die Augen zuzukneifen, als würde Sie Licht blenden. Bewegen Sie dabei nicht die Wangen, sondern ausschließlich die Muskeln rund um die Augen. Sie sollten unter Ihren Fingern spüren, wie sich die Schläfenmuskeln anspannen.

LIPPEN AUFEINANDERPRESSEN

Dies ist eine intensive Übung, die gegen Lippenfältchen hilft, die Lippen durchblutet und sie darüber hinaus strafft.

- Ziehen Sie die Lippen über die Zähne und pressen Sie sie aufeinander. Pressen Sie nur die Lippen, halten Sie die Zähne leicht auseinander, um nicht in die Lippen zu beißen. (1)
- Halten Sie die Spannung.
- Lächeln Sie so breit, wie es Ihnen möglich ist. Halten.

BÖSER BLICK

Diese Übung kräftigt den Stirnmuskel, strafft die Stirn und damit auch die gefürchteten Zornesfalten. Bei chronischer Anspannung in diesem Bereich kommt etwas mehr Leben hinein, sodass sich der Muskel mit der Zeit zu entspannen lernt.

- Legen Sie die Finger beider Hände flach auf die Stirn.
- Machen Sie mit den Händen eine kleine Bewegung nach oben und außen. Das bedeutet, Sie ziehen Ihre Stirn nach oben und auseinander.
- Schauen Sie nun zur Brust hinunter. Versuchen Sie, gegen den Widerstand der Hände Ihre Brauen fest zusammenzuziehen, als ob Sie ganz böse schauen möchten. (2)
- Ihre Hände ziehen die Stirn die ganze Zeit glatt, ohne dabei die Haut zu überdehnen. Während der Übung darf sich keine Falte bilden.
- Machen Sie diese Übung immer dynamisch, das heißt, die Spannung nicht zu lang halten, sondern im 3-Sekunden-Takt anspannen und entspannen.

1

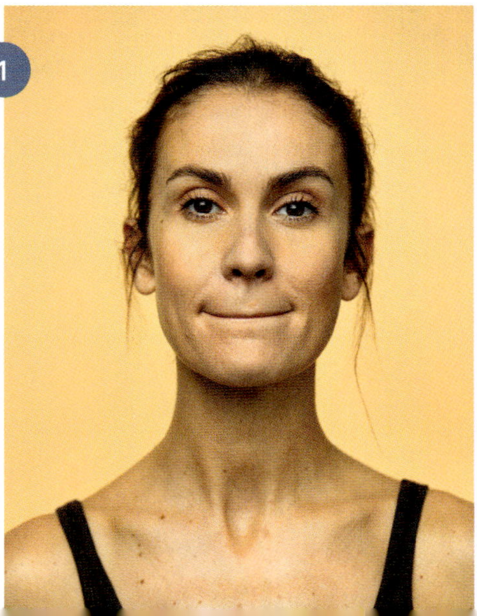

2

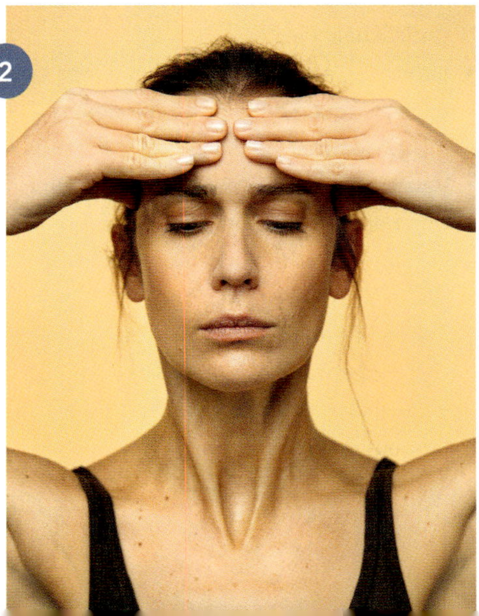

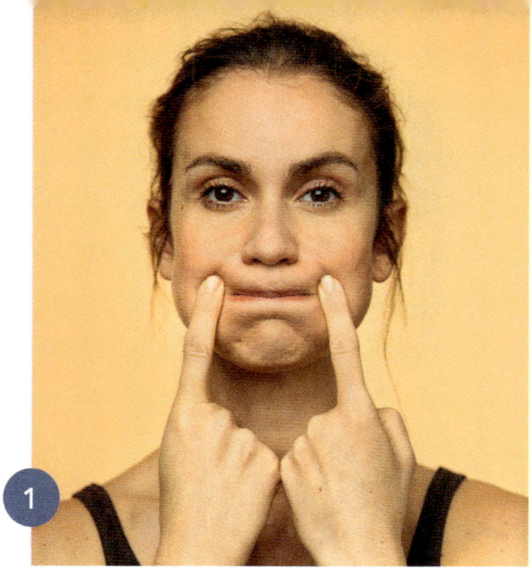

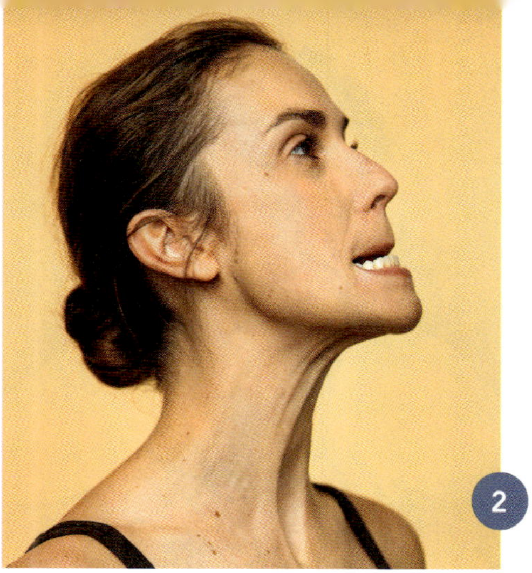

TROMPETENSPIELER

Kräftigt die Wangenpartie, aber auch den Mundringmuskel und hilft gegen Nasolabialfalten.

- Blasen Sie bei geschlossenem Mund die Wangen auf, bis sie richtig groß und prall sind.
- Nun drücken Sie die Luft mit der Wangenmuskulatur zusammen. Der Mund bleibt geschlossen. Wenn Sie nicht sicher sind, ob Sie die Übung richtig machen, pressen Sie die Luft durch eine kleine Lippenöffnung langsam mit der Kraft der Wangen raus. Genau diese Muskulatur, die Sie hierbei betätigen, arbeitet auch, wenn Ihr Mund geschlossen bleibt und die Luft nur zusammengedrückt wird.
- Damit sich keine Fältchen um die Lippen herum bilden, ziehen Sie Ihre Lippen leicht nach innen und halten sie mit den Fingern etwas in die Länge gezogen fest. (1)

PELIKAN

Eine tolle Übung für Hals, Kinn und Hängebäckchen.

- Legen Sie den Kopf in den Nacken und lächeln Sie.
- Ziehen Sie die Oberlippe über die Zähne.
- Schieben Sie den Unterkiefer nach vorn und ziehen Sie die Unterlippe fest nach unten. Es ist, als würden Sie so lachen, dass man nur die unteren Zähne sieht. Ziehen Sie die Unterlippe so stark nach unten, dass Sie einen deutlichen Zug am Hals spüren. (2)
- Halten Sie diese intensive Spannung, während Sie den Mund mit dem Unterkiefer langsam öffnen und schließen.

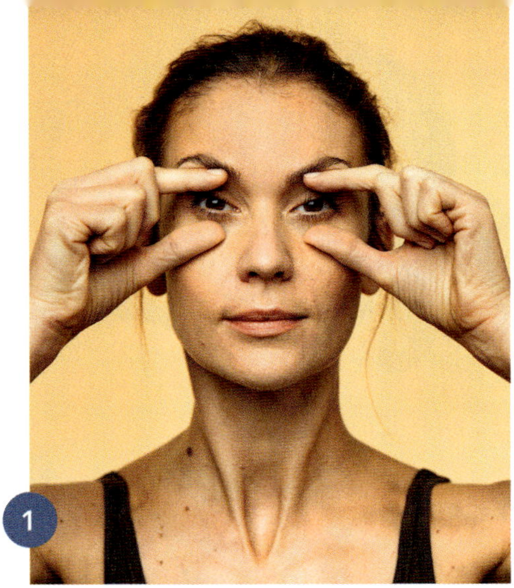

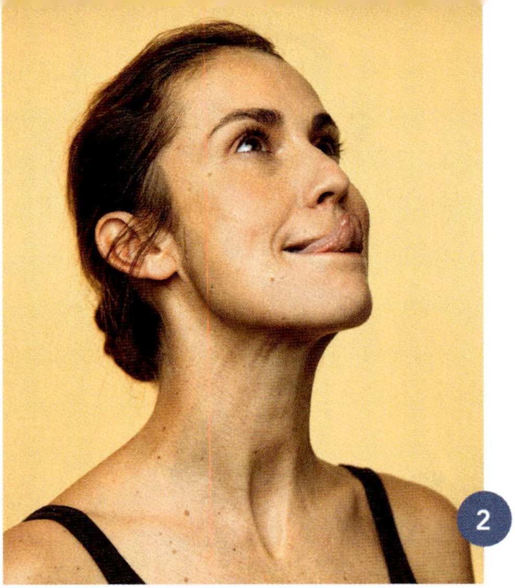

BRILLE

Die allerbeste Übung gegen hängende Oberlider und gegen Augenfalten.

- Formen Sie mit Daumen und Zeigefingern eine Art Brille. Legen Sie sie auf den Augenringmuskel – also um die Augen herum. Die Daumen liegen dabei unterhalb, die Zeigefinger oberhalb des Auges.
- Drücken Sie die Finger fest an die Knochen. Schieben Sie damit nun die Augenlider ganz leicht nach oben und unten auseinander (2–3 mm). (1)
- Versuchen Sie, die Augen gegen den Widerstand der Finger mit dem Muskel zu schließen, also nicht nur das Lid zufallen zu lassen. Stellen Sie sich vor, Licht blendet Sie und Sie versuchen, die Augen zuzumachen, während Ihre Finger sie festhalten.
- Die Haut ist in diesem Bereich sehr empfindlich. Hier genügen wirklich winzige Bewegungen, gehen Sie also vorsichtig vor. Je näher am Augapfel der Zeigefinger liegt, umso schonender ist die Übung fürs Oberlid.

ZUNGE QUETSCHEN

Diese Übung festigt die Gesichtskonturen und hebt die Mundwinkel.

- Legen Sie den Kopf in den Nacken und schauen Sie Richtung Decke. Lächeln Sie.
- Strecken Sie die Zunge weit aus und nach oben, als würden Sie versuchen, mit ihr die Nase zu berühren. In dieser Position pressen Sie die Lippen fest aufeinander, als möchten Sie die Zunge zerquetschen. (2)
- Vergessen Sie nicht, weiter zu lächeln und die Zunge möglichst weit auszustrecken.
- Wenn der Zug am Hals zu stark ist, können Sie den Kopf ganz leicht senken.

AUGENBRAUEN HALTEN

Baut den Stirnmuskel auf, wirkt gegen Zornesfalten und Hängelider. Verleiht den Augenbrauen einen guten Sitz und strafft so die Oberlider.

- Legen Sie die Zeige- und Mittelfinger auf die Stirn, die Mittelfinger oberhalb der Augenbrauen, die Zeigefinger unterhalb des Haaransatzes. (1)
- Machen Sie mit den Händen eine kleine Bewegung nach unten und außen. Das bedeutet, Sie ziehen Ihre Stirn leicht nach unten und auseinander.
- Während Sie die Stirn nach unten schieben, bewegen Sie die Augenbrauen und den Stirnmuskel gegen die Finger nach oben.
- Diese Übung sollte dynamisch ausgeführt werden, das heißt, die Spannung nicht zu lang halten, sondern in einem 3-Sekunden-Takt anspannen und entspannen.

DAS LACHENDE O

Die Übung ist der Hammer für den gesamten Wangen-, Kinn-, Lippen- und Halsbereich und sorgt für schöne Konturen.

- Öffnen Sie den Mund, als würden Sie mit einem weit offenen Mund lachen.
- Pressen Sie die Lippen in dieser Stellung gegen die Zähne.
- »Lachen« Sie weiterhin, während Sie nun die angespannten Lippen zu einem »O« formen. (2)
- Legen Sie die Zeigefinger auf die Nasolabialfalten und halten Sie sie ganz leicht nach oben. Wenden Sie kaum Druck an, es geht hier nur darum, sie zu glätten.
- Heben Sie die Wangen noch mal zu einem Lächeln an.
- Die Lippen sind also gegen die Zähne gepresst, formen dabei ein »O« und die Wangen heben sich zu einem Lächeln.

1

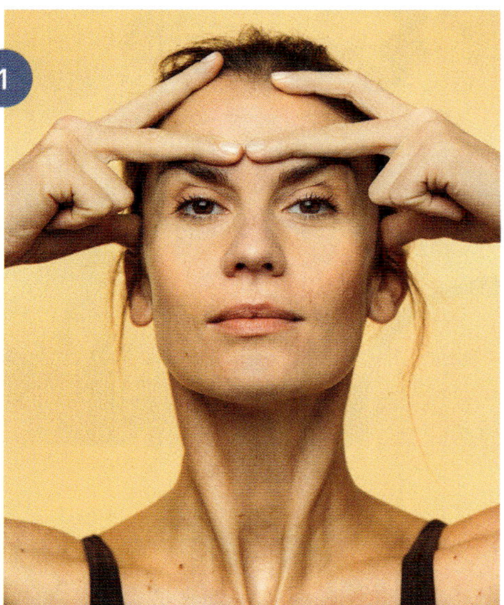

2

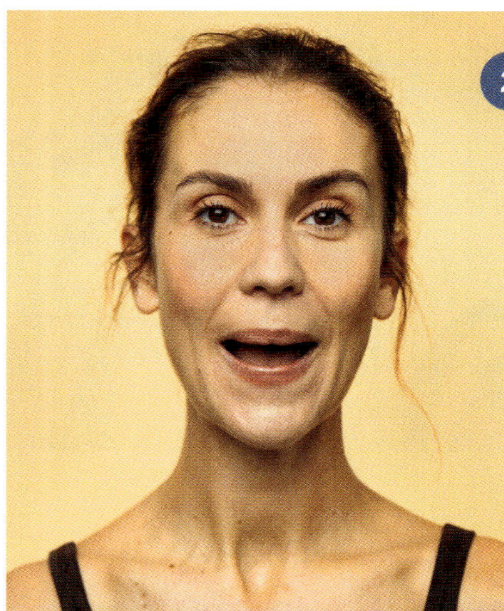

LIPPEN SCHNAPPEN

Glättet Lippenfältchen und macht eine schöne, volle Oberlippe.

- Schieben Sie Ihre Daumen in den Mund und halten Sie Ihre Oberlippe von innen mit den Daumen, von außen mit den Zeigefingern nah an der Mitte fest. (1)
- Ziehen Sie die Oberlippe mit den Fingern etwa 5 mm auseinander. Bitte nicht mehr.
- Halten Sie sie mit den Fingern fest und versuchen Sie, die Lippen zu spitzen.
- Mit anderen Worten, die Finger ziehen auseinander, die Lippen versuchen, sich in die Mitte zu bewegen.

WANGEN SCHNAPPEN

Die Übung hilft, die Nasolabialfalte zu reduzieren, und formt schöne Wangenkonturen.

- Schieben Sie Ihre Daumen in den Mund und halten Sie die Wangen im Nasolabialfaltenbereich mit den Daumen und Zeigefingern fest.
- Ziehen Sie die Wangen 5 mm nach unten. Bitte nicht überdehnen!
- Bringen Sie Ihre Wangen mit einem breiten Lächeln zuerst so weit wie möglich zur Seite und dann nach oben und arbeiten Sie gegen den Halt der Finger. (2)

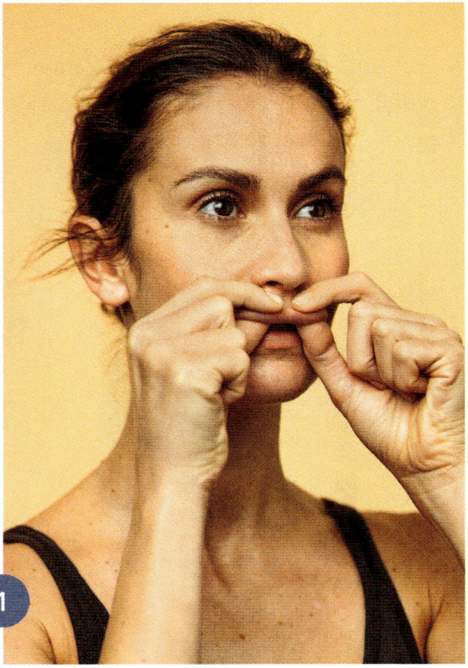

1

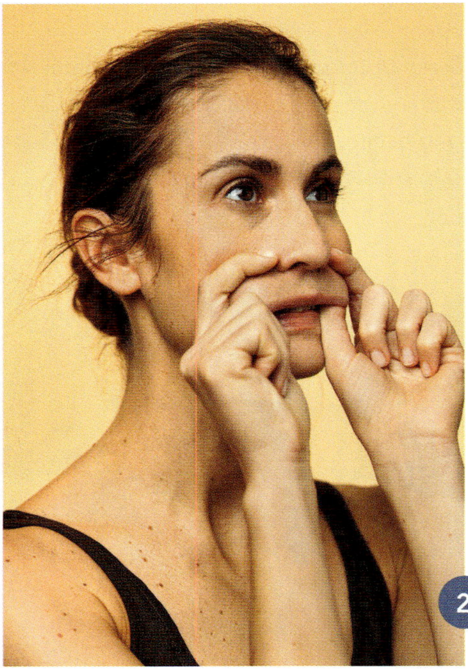

2

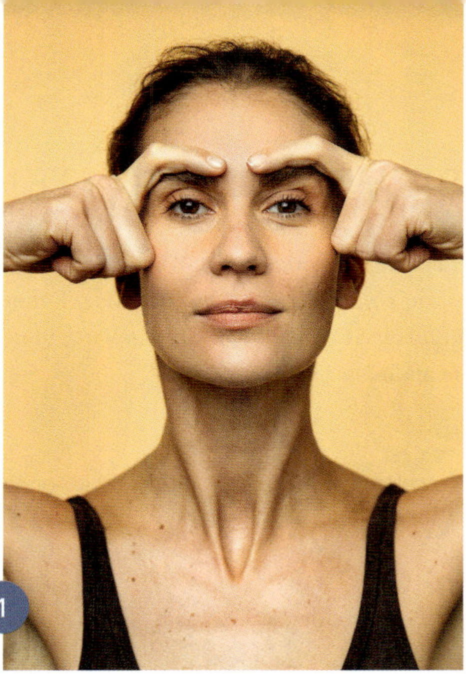

1

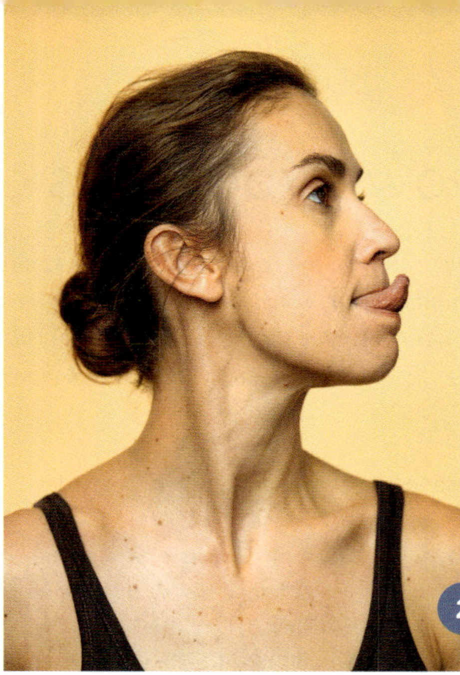

2

ANGELINA-JOLIE-BRAUEN

Die Übung gibt den Augenbrauen einen schönen Sitz, öffnet das Gesicht und strafft die Stirn.

- Legen Sie die Zeigefinger auf die Augenbrauen, die Daumen fixieren Sie oberhalb der Ohren, um einen Halt zu haben. (1)
- Schieben Sie nun das äußere Ende der Brauen nach unten und versuchen Sie, mit den äußeren Enden der Brauen die Zeigefinger nach oben und auseinander zu schieben.
- Auch diese Übung sollte dynamisch ausgeführt werden, das heißt, die Spannung nicht zu lang halten, sondern im 3-Sekunden-Takt anspannen und entspannen.

ZUNGE ZUR SEITE AUSSTRECKEN

Beseitigt das Doppelkinn, sorgt für schöne Gesichtskonturen und dehnt die Muskelstränge, die bei verkürzter Halsmuskulatur sonst die Gesichtsmuskeln nach unten ziehen.

- Achten Sie bei dieser Übung auf eine aufrechte Körperhaltung.
- Drehen Sie Ihren Kopf so weit nach links, dass Sie eine Dehnung spüren.
- Strecken Sie die Zunge weit aus und richten Sie die Zungenspitze nach oben. (2)
- Halten Sie hier 15 Sekunden und wiederholen Sie die Übung mit dem Kopf zur rechten Seite.

POWERYOGA FÜRS GESICHT – 30 MINUTEN

Dieses Programm ist sehr intensiv. Sie können es ein- bis zweimal in der Woche anstelle des Grundprogramms machen. Achten Sie beim Üben auf eine aufrechte Körperhaltung. Rahmen Sie das Ganze immer mit den Warm-up- (hier auf dieser Seite) und den Cool-down-Übungen ein (Seite 51), so kommen Sie zu tollen Ergebnissen.

Machen Sie jede Übung etwa 45 Sekunden lang, es sei denn, es ist etwas anderes angegeben. Halten Sie die Übungsposition 4 Sekunden lang, entspannen Sie kurz und halten Sie wieder 4 Sekunden. Das immer im Wechsel. In den letzten 20 Sekunden versuchen Sie dann, die Spannung durchgehend zu halten. Es ist in Ordnung, wenn das für Sie am Anfang etwas anstrengend ist. Entspannen Sie zwischendurch Ihr Gesicht und machen Sie die Übungen so lang, wie es Ihnen möglich ist. Mit der Zeit werden 45 Sekunden gar kein Problem sein, Sie werden sehen.

Warm-up

A-E-I-O-U

Eine schöne Aufwärmübung.

- Formen Sie mit Ihren Lippen ein übertrieben großes A und halten es 5 Sekunden.
- Nun formen Sie für 5 Sekunden ein E und ziehen Ihre Lippen breit.
- Beim I heben Sie die Wangen.
- Spitzen Sie beim O und beim U die Lippen nicht zu stark, um keine Fältchen zu bilden, schieben Sie lieber beim O die Lippen und beim U den Unterkiefer nach vorn.

X-O

Wärmt auf und durchblutet das Gesicht. Wir bereiten es auf ein anspruchsvolles Programm vor.

- Legen Sie die Hände auf die Wangen.
- Formen Sie Ihren Mund nun im Sekundentakt so, als würden Sie ein breites X und ein O aussprechen, bei dem Sie die Lippen wieder eher nach vorn ziehen, statt sie zu stark zu spitzen.
- Machen Sie beim O die Augen weit auf.
- Die Hände verhindern, dass sich die Wangen beim X unnötig in Falten legen.
- 20 Sekunden lang wiederholen.

JAH!

Diese einfache Übung baut Spannungsblockaden ab.

- Schließen Sie die Augen, pressen Sie die Lippen aufeinander, machen Sie eine Faust und ziehen Sie die Schultern hoch. Atmen Sie tief ein.

- Rufen Sie »Jah!«, entspannen Sie die Schultern, öffnen Sie Augen und Hand, und lassen Sie bewusst alle Anspannung los. Atmen Sie dabei tief aus.
- 20 Sekunden lang wiederholen.

SCHULTERN UND NACKEN

Diese Aufwärmübung sorgt für eine gute Dehnung und damit für mehr Spielraum der Gesichtsmuskulatur.

- Rollen Sie die Schultern nach vorne ein und lassen Sie den Kopf nach unten sinken.
- Schieben Sie die Schultern kräftig nach hinten und heben Sie den Kopf.
- Machen Sie dies abwechselnd 15 Sekunden lang.
- In weiteren 15 Sekunden lassen Sie den Kopf mal nach rechts, mal nach links fallen und dehnen den seitlichen Hals.

Training

ZUNGE GEGEN LIPPEN

Diese Übung reduziert die Nasolabialfalte und stärkt den Wangenbereich. Gleichzeitig wirkt sie gegen Lippenfältchen.

- Pressen Sie bei geschlossenem Mund die Zunge von innen gegen die Nasolabialfalte.
- Pressen Sie nun die Wange gegen den Widerstand der Zunge. (1)
- Bewegen Sie die Zunge langsam im Kreis – also zur Oberlippe, auf die andere Seite, nach unten, bis Sie wieder dort sind, wo Sie angefangen haben. Machen Sie das langsam und pressen Sie die ganze Zeit mit der Zunge gegen die Wangen, Oberlippe und Unterlippe sowie jeweils umgekehrt mit den Wangen, Ober- und Unterlippe gegen die Zunge.
- Sollte Ihnen das zu intensiv sein, können Sie den Mund öffnen, dann wird die Übung leichter.

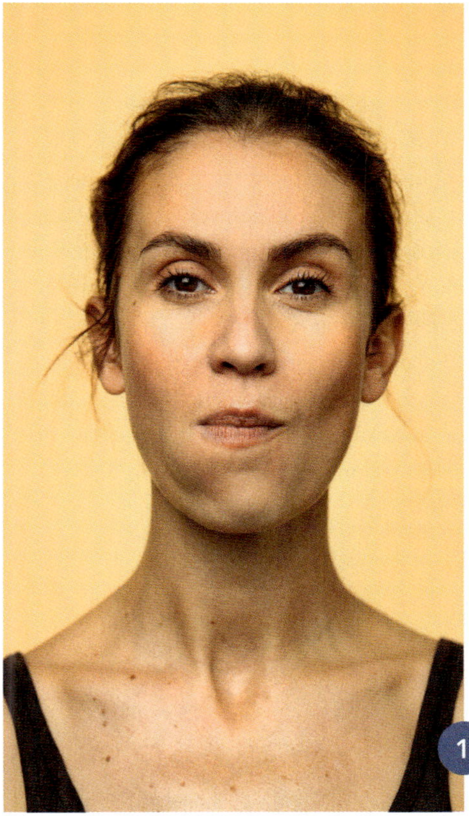

1

BRILLE

Bild zur Übung auf **Seite 36**.

Die allerbeste Übung gegen hängende Oberlider und gegen Augenfalten.

- Formen Sie mit den Daumen und den Zeigefingern eine Art Brille.
- Legen Sie sie auf den Augenringmuskel – also um die Augen herum. Die Daumen liegen dabei unterhalb, die Zeigefinger oberhalb des Auges. Drücken Sie die Finger fest an die Knochen.
- Schieben Sie damit nun die Augenlider ganz leicht nach oben und unten auseinander (2–3 mm).
- Versuchen Sie, die Augen gegen den Widerstand der Finger mit dem Muskel zu schließen, also nicht nur das Lid zufallen zu lassen. Stellen Sie sich vor, Licht blendet Sie und Sie versuchen, die Augen zuzumachen, während Ihre Finger sie festhalten.
- Die Haut ist in diesem Bereich sehr empfindlich. Hier genügen winzige Bewegungen, gehen Sie also vorsichtig vor. Je näher am Augapfel der Zeigefinger liegt, umso schonender ist die Übung fürs Oberlid.

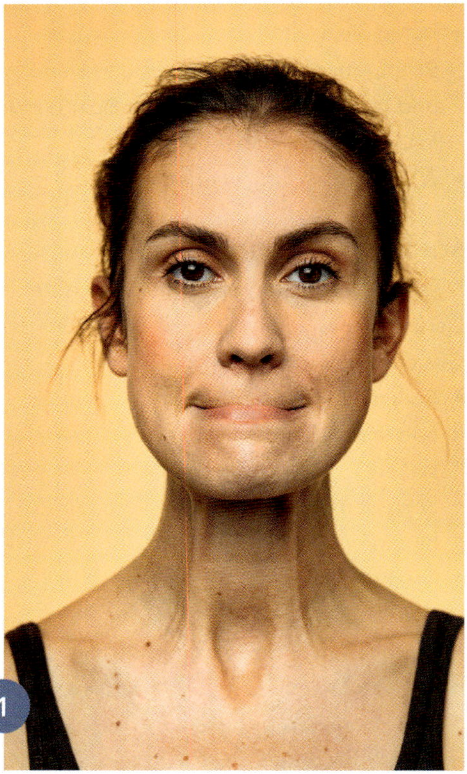

DÜNNES LÄCHELN

Eine intensive Übung für schönere Gesichtskonturen, gegen Doppelkinn und für einen straffen Hals.

- Schieben Sie die Oberlippe über die Zähne. Schieben Sie die Unterlippe über die Oberlippe.
- Lächeln Sie breit und heben den Kopf langsam und vorsichtig nach oben. (1)
- Halten Sie die Spannung und heben und senken Sie den Kopf 45 Sekunden lang.

BÖSER BLICK

Bild zur Übung auf **Seite 34**.

Diese Übung kräftigt den Stirnmuskel, strafft die Stirn und damit auch die gefürchteten Zornesfalten. Bei chronischer Anspannung in diesem Bereich kommt etwas mehr Leben hinein, sodass sich der Muskel mit der Zeit zu entspannen lernt.

- Legen Sie die Finger beider Hände flach auf die Stirn.
- Machen Sie mit den Händen eine kleine Bewegung nach oben und außen. Das bedeutet, Sie ziehen Ihre Stirn nach oben und auseinander.
- Schauen Sie nun zur Brust hinunter. Versuchen Sie, gegen den Widerstand der Hände Ihre Brauen fest zusammenzuziehen, als ob Sie ganz böse schauen möchten.
- Ihre Hände ziehen die Stirn die ganze Zeit glatt, ohne dabei die Haut zu überdehnen. Während der Übung darf sich keine Falte bilden.
- Machen Sie diese Übung immer dynamisch, das heißt, die Spannung nicht zu lang halten, sondern im 3-Sekunden-Takt anspannen und entspannen.

LIPPEN SCHNAPPEN

Bild zur Übung auf **Seite 38**.

Glättet Lippenfältchen und macht eine schöne, volle Oberlippe.

- Schieben Sie Ihre Daumen in den Mund und halten Sie Ihre Oberlippe von innen mit den Daumen, von außen mit den Zeigefingern nah an der Mitte fest.
- Ziehen Sie die Oberlippe mit den Fingern etwa 5 mm auseinander. Bitte nicht mehr.
- Halten Sie sie mit den Fingern fest und versuchen Sie, die Lippen zu spitzen. Die Finger ziehen also auseinander, die Lippen versuchen, sich in die Mitte zu bewegen.

ZUNGE IN 5 RICHTUNGEN

Achten Sie auf eine gerade Körperhaltung.

- Strecken Sie die Zunge heraus, so weit es Ihnen möglich ist.
- Strecken Sie die Zunge weit nach unten aus, während Sie mit den Augen nach oben schauen. 5 Sekunden halten.
- Strecken Sie die Zunge in Richtung Nasenspitze aus, während Ihre Augen nach unten blicken. 5 Sekunden halten.
- Strecken Sie die Zunge nach rechts, blicken Sie nach links. 5 Sekunden halten.
- Strecken Sie die Zunge nach links, blicken Sie dabei nach rechts. 5 Sekunden halten.
- Legen Sie den Kopf in den Nacken und sehen zur Decke. Strecken Sie die Zunge immer wieder so in Richtung Decke, als wollten Sie sie damit berühren.

AUGENBRAUEN HALTEN

Bild zur Übung auf **Seite 37**.

Baut den Stirnmuskel auf, wirkt gegen Zornesfalten und Hängelider. Verleiht den Augenbrauen einen guten Sitz und strafft so die Oberlider.

- Legen Sie die Zeige- und Mittelfinger auf die Stirn, die Mittelfinger oberhalb der Augenbrauen, die Zeigefinger unterhalb des Haaransatzes.
- Machen Sie mit den Händen eine kleine Bewegung nach unten und außen. Das bedeutet, Sie ziehen Ihre Stirn leicht nach unten und auseinander.
- Während Sie die Stirn nach unten schieben, bewegen Sie die Augenbrauen und den Stirnmuskel gegen die Finger nach oben.
- Diese Übung sollte dynamisch ausgeführt werden, das heißt, die Spannung nicht zu lang halten, sondern in einem 3-Sekunden-Takt anspannen und entspannen.

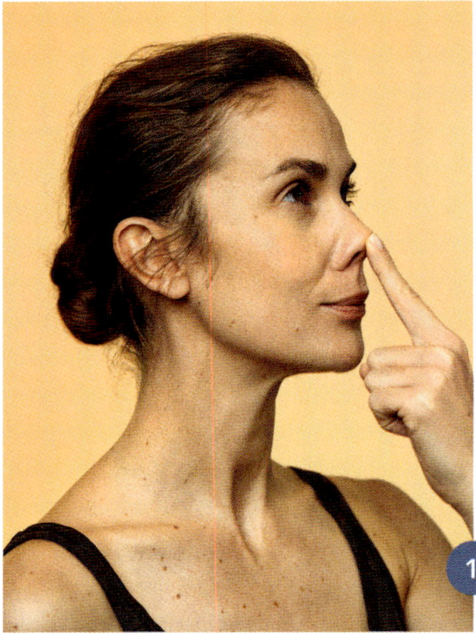

1

HASENNÄSCHEN

Diese Übung macht die Nase wieder straffer und hebt die Nasenspitze.

- Legen Sie einen Finger auf die Nasenspitze und schieben Sie sie leicht nach oben. (1) Sollte sich ein Fältchen auf dem Nasenrücken bilden, halten Sie mit der anderen Hand die Haut dort so, dass sie glatt bleibt.
- Drücken Sie nun mit der Nasenspitze gegen den Finger. Ihre Oberlippe wird sich dabei leicht nach unten bewegen. Achten Sie dennoch darauf, dass die Bewegung möglichst vom Nasenmuskel ausgeht und nicht von der Oberlippe.

WANGEN HEBEN

Eine sehr intensive Übung für den gesamten Wangen-, aber auch für den Lippen- und Kinnbereich.

- Öffnen Sie den Mund, als würden Sie mit einem weit offenen Mund lachen.
- Pressen Sie die Lippen in dieser Stellung gegen die Zähne.
- »Lachen« Sie weiterhin, während Sie die angespannten Lippen nun zu einem »O« formen.
- Legen Sie die Zeigefinger auf Ihre Wangen – dort, wo die Bäckchen ein schönes rundes Polster bilden. Ihre Finger dienen hier als »Gewichte«, legen Sie sie also richtig auf. (1)
- Versuchen Sie nun, Ihre Finger wie Gewichte mit der Wangenmuskulatur anzuheben. Bewegen Sie die Zeigefinger nicht, es arbeiten nur die Wangenmuskeln.

AUGENWINKEL FESTHALTEN

Die Übung stärkt den Augenringmuskel und verringert so Augenfältchen. Tränensäcke werden gemildert und Oberlider gekräftigt.

- Legen Sie die Mittelfinger auf die inneren und die Zeigefinger auf die äußeren Augenwinkel. Halten Sie nicht nur die Augenwinkel fest, sondern legen Sie die Finger richtig auf die Wangen auf. Ringfinger und kleiner Finger beider Hände liegen angewinkelt locker unter dem Mund auf.
- Ziehen Sie die Oberlippe so weit nach unten, dass sich die Nasolabialfalte komplett glättet. Blicken Sie nach oben. (2)
- Versuchen Sie nun, gegen den Widerstand der Finger nach oben zu blinzeln, Ihre Augen so weit es geht mit dem unteren Lid zu schließen. Stellen Sie sich vor, dass Sie vom Licht geblendet werden, und lassen Sie Ihren Augenringmuskel arbeiten.

1

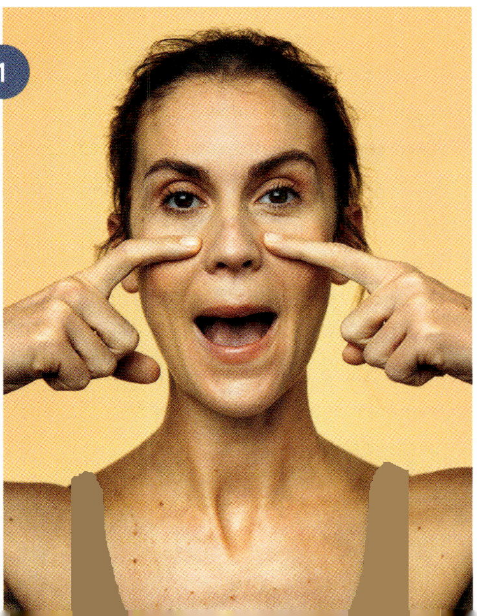

2

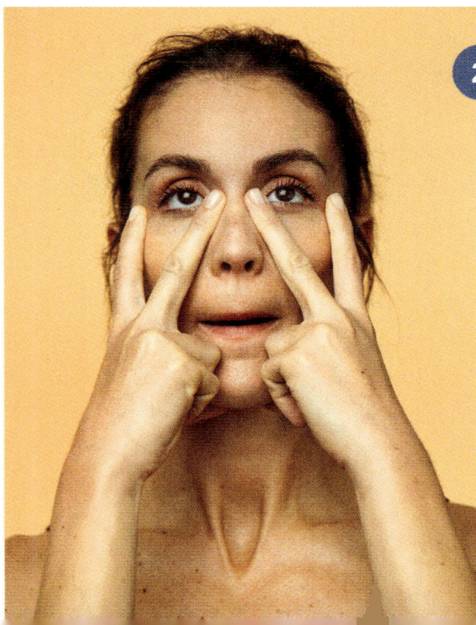

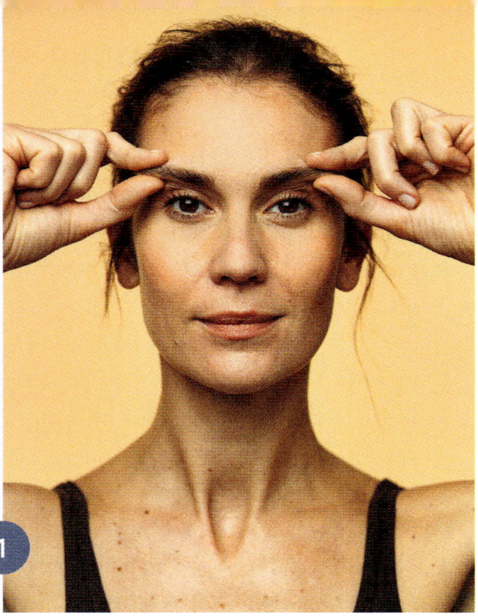

1

HALBZEITMASSAGE

Das Gesicht zu entspannen, ist genauso wichtig wie der Muskelaufbau.

- Machen Sie mit Ihren Daumen und Zeigefingern kleine Zwickbewegungen von der Mitte des Kinns seitlich bis zum unteren Ende des Ohrs.
- Führen Sie die Zwickmassage nun von dem Bereich seitlich der Nase bis zu den Ohren durch.
- Zwicken Sie die inneren Enden der Augenbrauen und halten Sie sie ein paar Sekunden »eingezwickt«. Spüren Sie, wie sich der Stirnbereich entspannt.
- Zwicken Sie auf diese Weise den mittleren Bereich und dann das äußere Ende der Augenbrauen. (1)
- Wiederholen Sie dies, sooft es sich für Sie gut anfühlt.

SCHULTERN ENTSPANNEN

- Kreisen Sie Ihre Schultern langsam 3-mal nach hinten und dann 3-mal nach vorn.
- Lassen Sie Ihren Kopf nach rechts fallen und spüren Sie die angenehme Dehnung.
- Wiederholen Sie das nach links, hinten und vorne. Kommen Sie dabei aber jeweils erst wieder in die Mitte zurück, ehe Sie die Richtung verändern.

STIRNGLÄTTER

Eine subtile Übung, die hilft, Zornesfalten zu glätten beziehungsweise ihnen vorzubeugen.

- Legen Sie die Zeige- und Mittelfinger auf die Enden Ihrer Augenbrauen.
- Machen Sie Ihre Augen ganz weit auf, ohne dabei die Augenbrauen zu heben.
- Schieben Sie mit den Fingern die Augenbrauen ganz leicht auseinander. Schieben Sie nicht zu heftig, nur so weit, dass sich der Bereich zwischen den Augenbrauen schön glättet.

TROMPETENSPIELER

Bild zur Übung auf **Seite 35**.

Kräftigt die Wangenpartie, aber auch den Mundringmuskel und hilft gegen Nasolabialfalten.

- Blasen Sie bei geschlossenem Mund die Wangen auf, bis sie richtig groß und prall sind.
- Nun drücken Sie die Luft mit der Wangenmuskulatur zusammen. Der Mund bleibt geschlossen.

- Wenn Sie nicht sicher sind, ob Sie die Übung richtig machen, pressen Sie die Luft durch eine kleine Lippenöffnung langsam mit der Kraft der Wangen raus. Genau diese Muskulatur, die Sie hierbei betätigen, arbeitet auch, wenn Ihr Mund geschlossen bleibt und die Luft nur zusammengedrückt wird.
- Damit sich keine Fältchen um die Lippen herum bilden, ziehen Sie Ihre Lippen leicht nach innen und halten sie mit den Fingern etwas in die Länge gezogen fest.

SCHLÄFENMUSKELN TRAINIEREN

Bild zur Übung auf **Seite 33.**

Hilft wunderbar gegen Krähenfüße und Lachfältchen.

- Legen Sie drei Finger auf Ihre Schläfen, direkt neben die Augen, sodass Ihr Ringfinger auf dem Knochen liegt. Schieben Sie die Haut ganz sanft (2–3 mm) diagonal nach oben und zur Seite. Die Muskeln um die Augen werden seitlich leicht nach oben gedehnt.
- Blicken Sie in Richtung Decke.
- Halten Sie die Haut fest und versuchen Sie, gegen diesen Widerstand die Augen zuzukneifen, als würde Sie Licht blenden. Bewegen Sie dabei nicht die Wangen, sondern ausschließlich die Muskeln rund um die Augen. Sie sollten unter Ihren Fingern spüren, wie sich die Schläfenmuskeln anspannen.

ANGESPANNTES I-A

Hilft gegen Lippenfältchen und trainiert gleichzeitig die Wangen und die untere Gesichtshälfte.

- Formen Sie mit den Lippen ein A und ziehen Sie die Lippen über die Zähne. Pressen Sie die Lippen fest an die Zähne.
- Halten Sie diese Spannung und formen Sie ein I.
- Formen Sie Ihre eingezogenen Lippen nun langsam abwechselnd zu einem A und einem I.
- Sollte sich dabei Ihre Nasolabialfalte stärker ausprägen, halten Sie sie mit den Händen glatt, indem Sie sie ganz leicht zur Seite schieben. (1) Das wird die Übung noch effektiver machen.

1

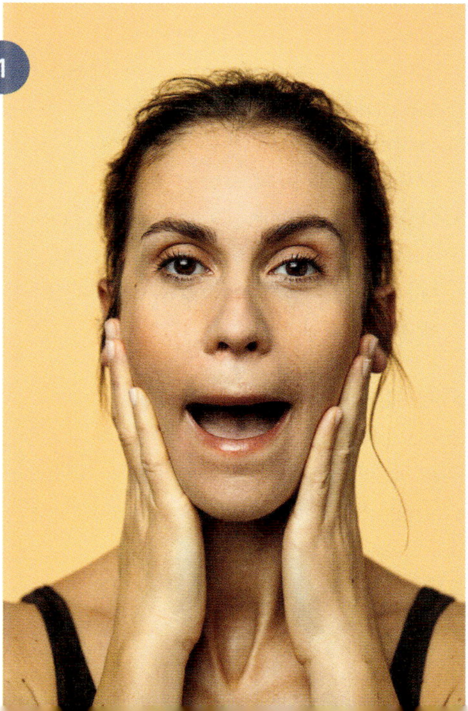

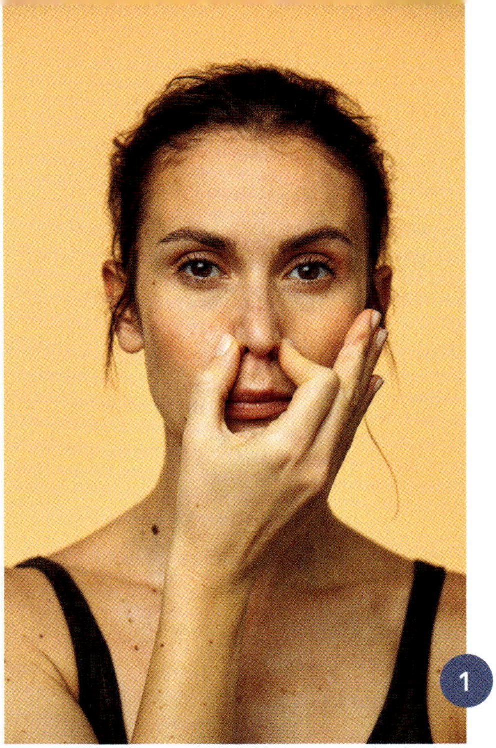

STRAFFE NÜSTERN

Auch unsere Nase wird mit dem Alter schlaff. Diese Übung hilft, eine schöne Nasenform aufrechtzuerhalten.

- Blähen Sie Ihre Nüstern.
- Drücken Sie sie mit Daumen und Zeigefinger leicht zusammen, sodass sich der Muskel mehr anstrengen muss, um sie gebläht zu halten. (1)

ANGELINA-JOLIE-BRAUEN

Bild zur Übung auf **Seite 39**.

Die Übung gibt den Augenbrauen einen schönen Sitz, öffnet das Gesicht und strafft die Stirn.

- Legen Sie die Zeigefinger auf die Augenbrauen, die Daumen fixieren Sie oberhalb der Ohren, um einen guten Halt zu haben.
- Schieben Sie das äußere Ende der Brauen nach unten und versuchen Sie, mit den äußeren Enden der Brauen die Zeigefinger nach oben und auseinander zu schieben.
- Auch diese Übung sollte dynamisch ausgeführt werden, das heißt, die Spannung nicht zu lang halten, sondern im 3-Sekunden-Takt anspannen und entspannen.

PELIKAN

Bild zur Übung auf **Seite 35**.

Eine tolle Übung für Hals, Kinn und Hängebäckchen.

- Legen Sie den Kopf in den Nacken und lächeln Sie.
- Ziehen Sie die Oberlippe über die Zähne.
- Schieben Sie den Unterkiefer nach vorn und ziehen Sie die Unterlippe fest nach unten. Es ist, als würden Sie so lachen, dass man nur die unteren Zähne sieht. Ziehen Sie die Unterlippe so stark nach unten, dass Sie einen deutlichen Zug am Hals spüren.
- Halten Sie diese intensive Spannung, während Sie den Mund mit dem Unterkiefer langsam öffnen und schließen.

PFEIFEN

Diese Übung trainiert die Mundmuskulatur, wirkt somit gegen Mundfältchen, durchblutet die Lippen und sorgt für klare Lippenkonturen und eine schöne Form.

- Lächeln Sie so breit wie möglich und halten Sie mit den Fingern die Mundwinkel fest. (1)
- Versuchen Sie nun, durch die angespannten Lippen zu pfeifen.

AUGEN AUF

Eine sehr praktische Übung zur Stärkung des Augenbereichs, die Sie leicht zwischendurch machen können.

- Spannen Sie die Augenringmuskulatur an und schließen Sie Ihre Ober- und Unterlider bis auf einen kleinen Spalt, als ob Sie vom Licht geblendet würden. Achten Sie darauf, dass die Wangenmuskulatur ruhig bleibt, Sie bewegen nur die Muskeln um die Augen herum. (2)
- Halten Sie die Spannung und blinzeln Sie ein paar Mal.
- Machen Sie dann die Augen ganz weit auf und halten Sie ein paar Sekunden die Spannung. Achten Sie darauf, die Augenbrauen dabei nicht zu heben.
- Sie können die Übung aufwerten, indem Sie beim Anspannen und Blinzeln die Hände vors Gesicht halten und somit in die Nähe schauen und beim Augen-weit-Aufmachen in die Ferne schauen. So wird gleichzeitig die Sehkraft trainiert.

1
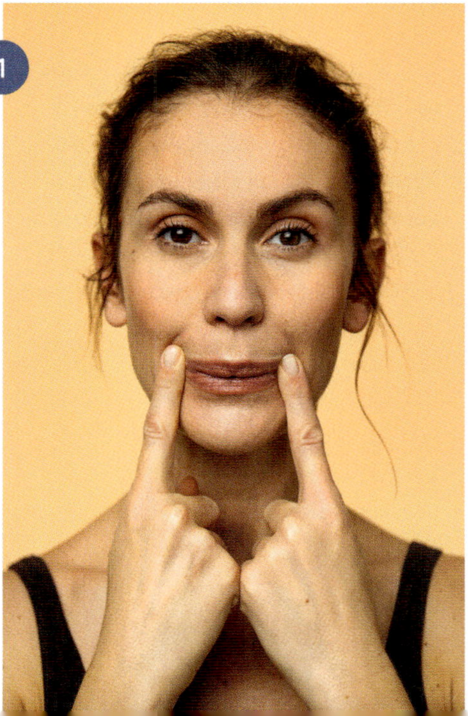

2
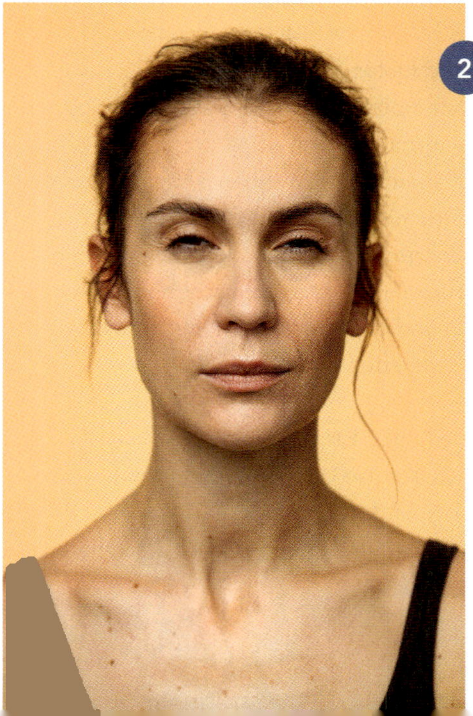

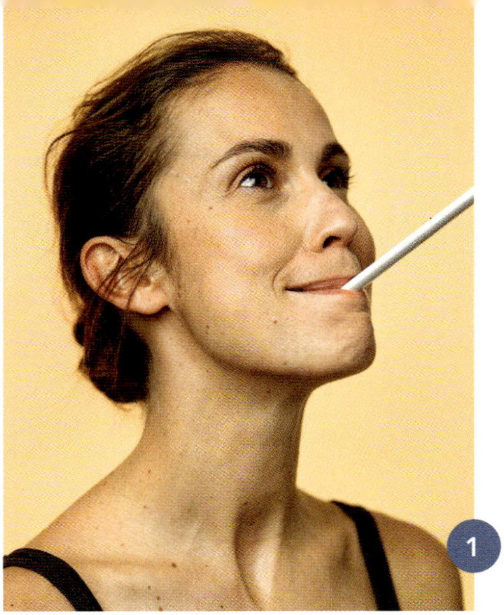

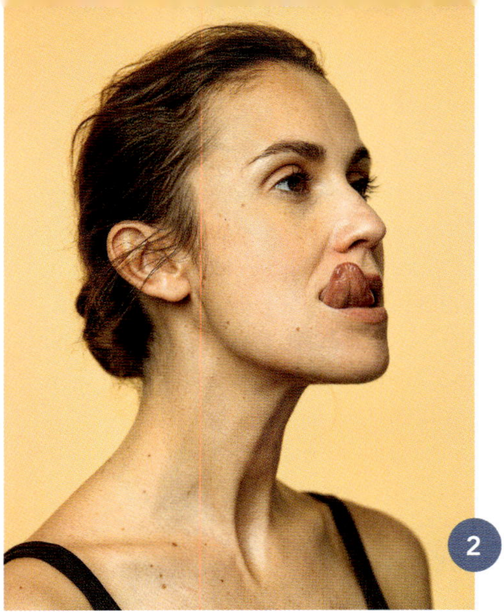

WANGEN SCHNAPPEN

Bild zur Übung auf **Seite 38**.

Die Übung hilft, die Nasolabialfalte zu reduzieren, und formt schöne Wangenkonturen.

- Schieben Sie Ihre Daumen in den Mund und halten Sie die Wangen im Nasolabialfaltenbereich mit den Daumen und Zeigefingern fest.
- Ziehen Sie die Wangen 5 mm nach unten. Bitte nicht überdehnen!
- Bringen Sie Ihre Wangen mit einem breiten Lächeln zuerst so weit wie möglich zur Seite und dann nach oben und arbeiten Sie gegen den Halt der Finger.

STIFT HEBEN

Eine intensive Übung für den Wangen-, Mund- und Halsbereich.

- Ziehen Sie die Lippen über die Zähne.
- Nehmen Sie das Ende eines Stifts zwischen die nach innen gerollten Lippen.
- Heben Sie den Stift mit Ihrem Unterkiefer und versuchen Sie, dabei zu lächeln. (1)

LIPPEN ABFAHREN

Diese Übung hilft gegen Doppelkinn und stärkt die Kiefer- und Zungenmuskulatur.

- Schieben Sie die Lippen ein wenig nach vorn und formen Sie mit ihnen ein lockeres O. Spitzen Sie die Lippen nicht zu stark. Schieben Sie dabei auch den Unterkiefer nach vorn.
- Strecken Sie die Zunge heraus und fahren Sie mit ihr im Kreis die Lippen von außen ab, als wollten Sie den ganzen Bereich um die Lippen herum ablecken. (2)
- Wechseln Sie nach der Halbzeit die Richtung.

OBERLIDER ZIEHEN

Die Übung trainiert und strafft den die Lider betreffenden Teil des Augenringmuskels, was zur Straffung der Augenpartie und der Oberlider führt.

- Bei dieser Übung brauchen Sie etwas Vorstellungskraft. Schließen Sie die Augen.
- Nehmen Sie Ihre Wimpern zwischen Daumen und Zeigefinger und ziehen Sie die Oberlider einmal ganz sanft (!) nach vorn, um zu spüren, wie sich das anfühlt.
- Lassen Sie die Wimpern wieder los.
- Versuchen Sie jetzt, dieselbe Bewegung mit den Oberlidern zu machen, ohne dabei an den Wimpern zu ziehen. Es ist eine ganz kleine Bewegung, die am Oberlid spürbar ist. Sie stellen sich dabei vor, dass Ihre Oberlider vom Auge weggezogen werden.

Cool-down

KLOPFEN

Das Klopfen ist ein wichtiger Impuls für die Gesichtsknochen. Wir beugen damit dem Knochenschwund im Gesicht vor.

- Klopfen Sie das Gesicht kräftig mit den Fingerspitzen ab, vor allem im Bereich der Knochen: Stirn, Augenbrauen, unter den Augen, Nase, Unterkiefer, Kinn.

KOPFHAUTMASSAGE

Wir dürfen die Kopfhaut nicht vernachlässigen – viele Gesichtsmuskeln sowie auch die Gesichtshaut sind direkt mit dem Hinterhaupt verbunden.

- Machen Sie mit Ihren Fingerspitzen kämmende Bewegungen, immer von oben nach unten.
- Sie können dazu gern den Gua-Sha-Kamm verwenden, so wird die Massage intensiver. Mehr dazu auf Seite 62.
- Spüren Sie nach, wie gut Ihnen diese Massage tut.

SCHULTERN KLOPFEN

- Machen Sie mit der rechten Hand eine Faust und klopfen Sie mit dem Daumengelenk der rechten Hand die linke Schulter und den linken Nackenbereich gut ab.
- Wiederholen Sie das entsprechend auf der anderen Seite.

DEN OBERKÖRPER HÄNGEN LASSEN

- Beugen Sie sich nach vorn und lassen Sie den Oberkörper entspannt runterhängen.
- Wippen Sie ein paarmal mit dem Oberkörper nach unten.
- Entspannen Sie dabei Ihr Gesicht und spüren Sie, wie es beim Wippen gelöst nach unten »schwappt«.

ENTSPANNUNGSPUNKT

- Massieren Sie mit Ihrem Finger oder einem Stift in kleinen Kreisbewegungen den Punkt zwischen den Augenbrauen.
- Schließen Sie die Augen und genießen Sie die Entspannung.

MINIPROGRAMM FÜR EILIGE – 3 MINUTEN

Für Tage, an denen es schneller gehen soll, habe ich dieses Miniprogramm entworfen. Kurz zu üben ist nämlich deutlich besser, als gar nicht zu üben.

Machen Sie jede Übung etwa 30 Sekunden lang: Die Position 4 Sekunden halten, kurz entspannen, wieder halten. In den letzten 10 Sekunden halten Sie die Spannung durchgehend. Um Falten zu vermeiden, streichen Sie mit den Händen die Wangen glatt.

LIPPEN ABFAHREN

Bild zur Übung auf **Seite 50**.

- Schieben Sie die Lippen ein wenig nach vorn und formen Sie mit ihnen ein lockeres O. Spitzen Sie die Lippen nicht zu stark. Schieben Sie dabei den Unterkiefer vor.
- Strecken Sie die Zunge heraus und fahren Sie mit ihr im Kreis die Lippen von außen ab, als wollten Sie den ganzen Bereich um die Lippen herum ablecken. Wechseln Sie nach der Halbzeit die Richtung.

ZAHNLOSES LACHEN

- Lächeln Sie breit und öffnen Sie den Mund.
- Ziehen Sie die Lippen über die Zähne und pressen Sie sie ganz fest heran.
- Stellen Sie sich vor, dass Sie auch Ihre Mundwinkel hineinziehen und anpressen. Es entsteht eine starke Spannung.
- Pressen Sie Ihre Wangen ebenfalls an die Zähne und versuchen Sie, sie in Richtung der Ohren zu bewegen. Streichen Sie die Wangen mit den Händen glatt, falls sich hier Falten bilden. (1)

AUGENBRAUEN HALTEN

Bild zur Übung auf **Seite 37**.

- Legen Sie die Mittelfinger oberhalb der Augenbrauen, die Zeigefinger unterhalb des Haaransatzes auf die Stirn.
- Bewegen Sie die Hände leicht nach unten und außen. Sie ziehen also Ihre Stirn ein wenig nach unten und auseinander.

1

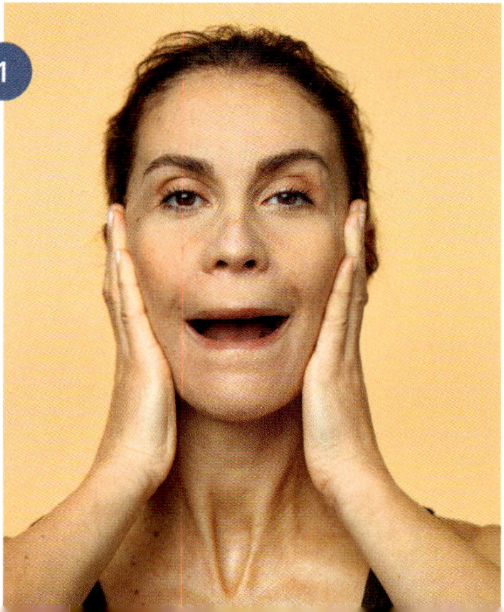

- Während Sie die Stirn nach unten schieben, bewegen Sie die Augenbrauen und den Stirnmuskel gegen die Finger nach oben.
- Diese Übung sollte dynamisch ausgeführt werden, das heißt, die Spannung nicht zu lang halten, sondern in einem 3-Sekunden-Takt anspannen und entspannen.

BRILLE

Bild zur Übung auf **Seite 36**.

- Formen Sie mit Daumen und Zeigefingern eine Art Brille. Legen Sie sie auf den Augenringmuskel, also um die Augen herum. Die Daumen liegen dabei unterhalb, die Zeigefinger oberhalb des Auges.
- Schieben Sie damit die Augen leicht nach oben und unten auseinander (2–3 mm).
- Versuchen Sie, die Augen gegen den Widerstand der Finger mit dem Muskel zu schließen, also nicht nur das Lid zufallen zu lassen. Stellen Sie sich vor, Licht blendet Sie und Sie versuchen, die Augen zuzumachen, während Ihre Finger sie festhalten.
- Die Haut ist hier sehr empfindlich. Es genügen winzige Bewegungen, gehen Sie also vorsichtig vor. Je näher am Augapfel der Zeigefinger liegt, umso schonender ist die Übung fürs Oberlid.

GEPRESSTES LÄCHELN

- Lächeln Sie und pressen Sie Ihre Lippen aufeinander. Stülpen Sie sie beim Aufeinanderpressen leicht nach außen.

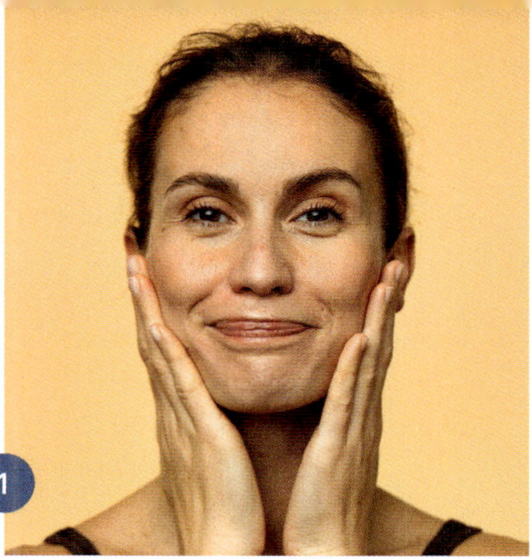
1

- Nun lächeln Sie noch mehr. Lächeln Sie, so breit es Ihnen möglich ist. Pressen Sie währenddessen die ganze Zeit Ihre nach außen gestülpten Lippen aufeinander. (1)

AUGENWINKEL FESTHALTEN

Bild zur Übung auf **Seite 45**.

- Legen Sie die Mittelfinger auf die inneren und die Zeigefinger auf die äußeren Augenwinkel. Dabei legen Sie die Finger richtig auf die Wangen auf. Ringfinger und kleiner Finger beider Hände liegen angewinkelt locker unter dem Mund auf.
- Ziehen Sie die Oberlippe so weit nach unten, dass sich die Nasolabialfalte glättet.
- Richten Sie den Blick nach oben.
- Versuchen Sie nun, gegen den Widerstand der Finger nach oben zu blinzeln, Ihre Augen so weit es geht mit dem unteren Lid zu schließen. Stellen Sie sich vor, dass Sie vom Licht geblendet werden, und lassen Sie Ihren Augenringmuskel arbeiten.

ENTSPANNUNGSPROGRAMM FÜRS GESICHT – 10 MINUTEN

Unsere Emotionen spiegeln sich im Gesicht. Da Stress in der heutigen Zeit zum Alltag gehört, finden wir auch im Gesicht chronisch verspannte Muskeln. Sie tragen dazu bei, dass sich unnötige Falten bilden. Und sie können Beschwerden im Nackenbereich, Zähneknirschen sowie Kopfschmerzen verursachen.

Es gibt keine Vorgaben, wie oft Sie dieses Programm machen sollen. Mit dem regelmäßigen Anwenden der Gesichtsyoga-Übungen und der Massagen werden Sie ein ganz neues Gefühl für Ihr Gesicht entwickeln. Sie werden Anspannungen eher spüren und schneller motiviert sein, die Verspannung im Gesicht zu lösen. Auch manche andere Beschwerden lösen sich so auf.

Ideal wäre es, dieses Programm dann im Alltag einzusetzen, wenn Sie es brauchen: im Büro zwischendurch, am Abend vor dem Schlafengehen, vor einem wichtigen Gespräch oder einer Prüfung, nach einer unangenehmen Begegnung, aber gern auch nach einer Gesichtsyoga-Session. Wenn Sie gerade keine 10 Minuten aufbringen können, machen Sie zumindest ein paar Punkte aus dem Programm. Denn wenig zu machen, ist immer besser, als gar nichts zu machen.

SICH HÄNGEN LASSEN

- Beugen Sie den Oberkörper nach vorn und lassen Sie den Kopf hängen. Nehmen Sie sich 20 Sekunden, um zu spüren, wie die Haut des Gesichts nach unten »hängt«. Versuchen Sie, bewusst loszulassen und sie hängen zu lassen. (1)
- Wippen Sie nun 20-mal mit dem Oberkörper nach unten. Stellen Sie sich vor, dass Ihr Kopf voller Wasser ist und dieses Wasser beim Wippen hin und her schwappt.

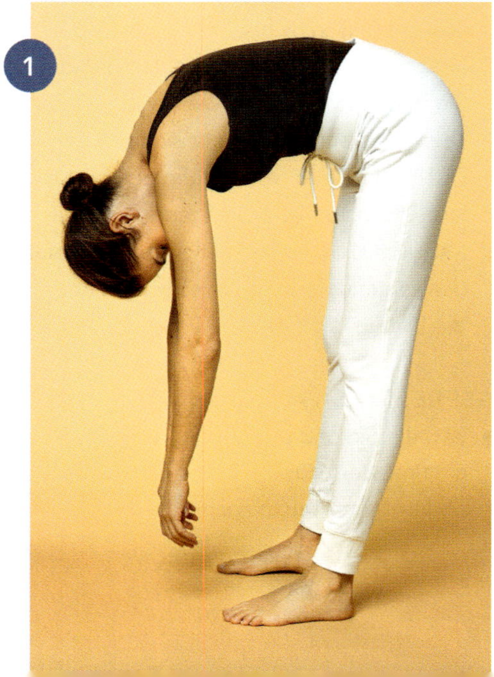

RECHTS UND LINKS HÄNGEN

- Beugen Sie anschließend an die vorherige Übung den Oberkörper nach rechts, lassen Sie Ihren Kopf entspannt hängen.
- Spüren Sie, wie das Gesicht entspannt nach rechts unten »fließt«. Öffnen Sie dazu den Mund leicht und entspannen Sie Ihre Wangen.
- Machen Sie dasselbe auf der linken Seite.
- Wiederholen Sie dies 4-mal auf jeder Seite.

GÄHNEN

- Gähnen Sie 3-mal. Auch wenn Sie das Gefühl haben, es geht nicht, tun Sie so als ob. Im Normalfall nimmt Ihr Körper die Einladung gern an und Sie können ausgiebig gähnen. Das Gähnen wirkt sehr entspannend.

MUNDINNERES MASSIEREN

- Massieren Sie mit Ihren Zähnen und Ihrer Zunge das Mundinnere.
- Ziehen Sie dazu Ihre Lippen nach innen, beißen Sie mit den Zähnen ganz sanft drauf und ziehen Sie die Lippen unter dieser Massage wieder nach außen.
- Massieren Sie mit der Zunge Ihren Wangenbereich.

STIRNZICKZACK

- Legen Sie die Zeigefinger übereinander auf den Zornesfaltenbereich.
- Massieren Sie diesen nun, indem Sie die Finger sanft in einer Zickzackbewegung rauf und runter bewegen. Das bedeutet, Sie schieben den rechten Zeigefinger in einem Halbbogen über den linken und dann den linken über den rechten, bis Sie am Haaransatz landen. Dann fangen Sie wieder von unten an. (1)
- Auf diese Weise können Sie die ganze Stirn massieren. Sie können dazu gern einen Tropfen Öl oder Aloe-Vera-Gel auftragen.
- Schieben Sie dabei die Haut nicht, massieren Sie sanft, es geht um Entspannung.

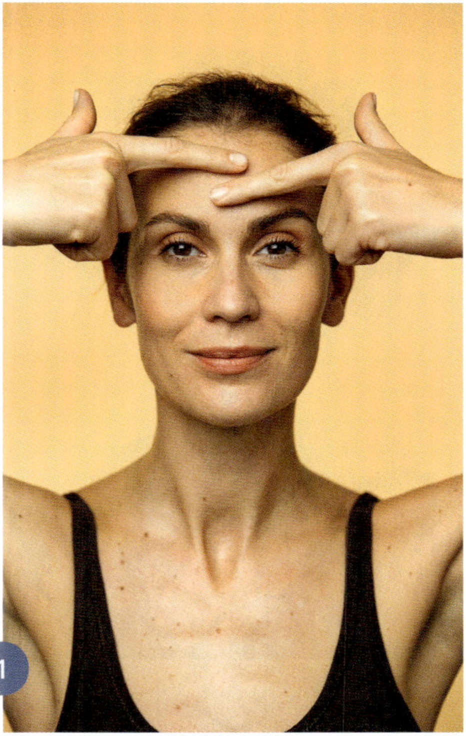
1

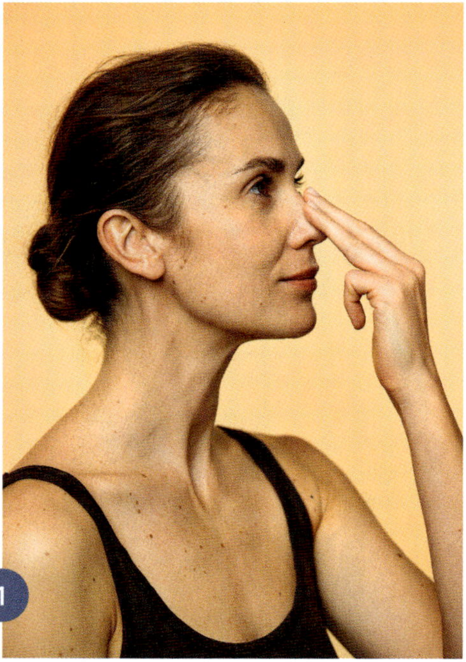

1

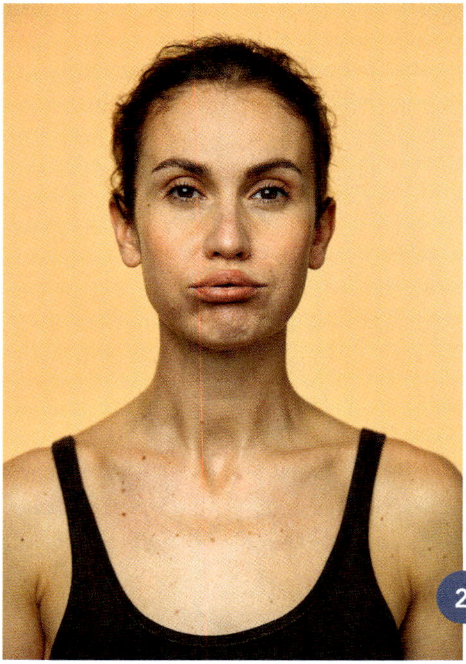

2

NASEN-STIRN-MASSAGE

- Legen Sie drei Finger locker auf Ihre Nasenspitze.
- Fahren Sie nun mit den Fingern langsam den Nasenrücken über die Stirn hinauf bis zum Haaransatz. (1)
- Stellen Sie sich dabei vor, dass in Ihrem Gesicht »die Sonne aufgeht« und dass sich alles nach oben hebt.
- Wiederholen Sie dies 6-mal.

SCHLÄFEN MASSIEREN

- Massieren Sie Ihre Schläfen mit sanften kreisenden Bewegungen.

PFERDESCHNAUBEN

- Versuchen Sie, durch die vollkommen entspannten Lippen ein »pfffrrr« herauszulassen. Es hört sich an wie das Schnauben eines Pferdes. Feuchten Sie dazu die Lippen am besten ein wenig an und versuchen Sie, das Geräusch möglichst laut, also intensiv zu machen. (2)
- Wiederholen Sie es 5-mal und spüren Sie der Vibration kurz nach.

EIN DEUTLICHES NEIN

- Öffnen Sie leicht den Mund und lassen Sie den Unterkiefer entspannt herunterhängen.
- Schütteln Sie jetzt den Kopf, als würden Sie Nein sagen, und lassen Sie den Unterkiefer dabei locker hin und her schwingen.

DEHNEN

- Öffnen Sie den Mund weit und schieben Sie die Oberlippe kräftig über die Zähne.
- Halten Sie die Spannung und bewegen Sie den Blick langsam nach oben.
- Entspannen Sie das Gesicht und wiederholen Sie die Dehnung noch 2-mal.

OHREN MASSIEREN

- Massieren Sie Ihre Ohren kräftig aus – sie dürfen dabei richtig rot werden.
- Dann zupfen Sie ganz leicht oben, mittig und unten an den Ohren. Ziehen Sie sie ganz sanft nach außen. (1)
- Machen Sie das 3-mal.

KOPFHAUT MASSIEREN

- Machen Sie mit Ihren Fingerspitzen kämmende Bewegungen, immer von oben nach unten.
- Sie können dazu auch den Gua-Sha-Kamm verwenden, dann wird die Massage intensiver.

UNTER DER SCHÄDELDECKE

- Massieren Sie den Bereich direkt unterhalb der Schädeldecke gut aus.
- Auch dazu können Sie gut den Schaber benützen, dann wird es noch um einiges intensiver. (2)

1

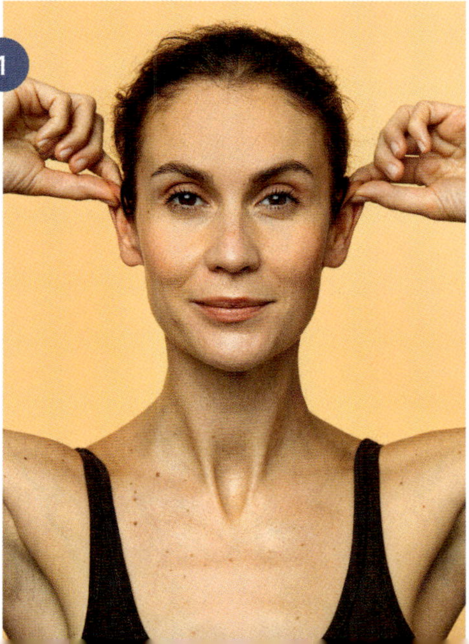

2

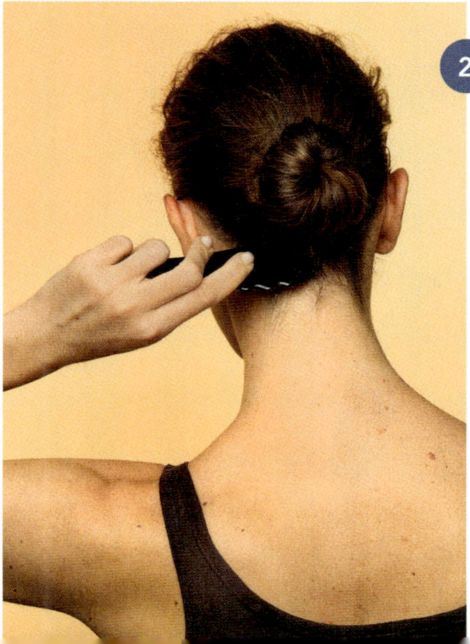

HALS UND SCHULTERN

- Massieren Sie nun Ihren hinteren Halsbereich und die Schultern.
- Streichen Sie sie dann von oben nach unten ab.
- Auch hierzu eignet sich der Schaber ausgezeichnet.

ENTSPANNUNGSPUNKT

- Massieren Sie mit Ihrem Finger oder einem Stift den Punkt zwischen den beiden Augenbrauen. (1)

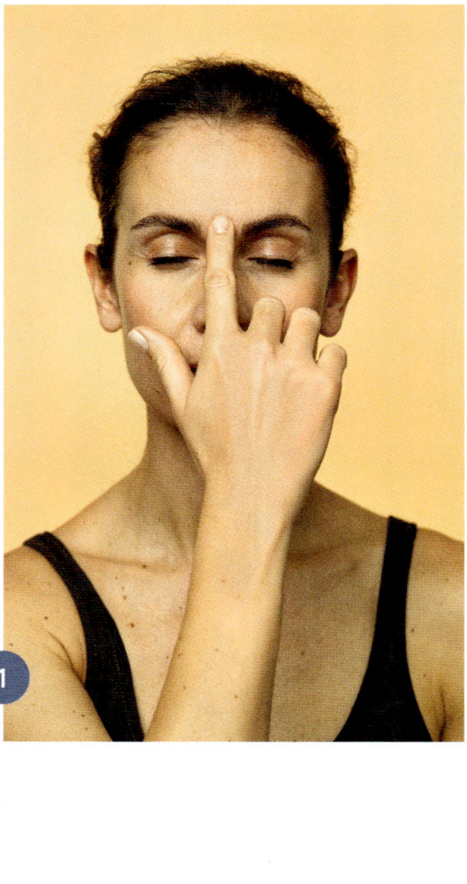

1

FINGERSPITZENMASSAGE

Die ganze Zeit berühren Sie die Haut mit den Fingerspitzen nur sanft.

- Machen Sie mit den Fingerspitzen Ihrer Zeigefinger sanfte Kreise um die Augen und Lippen herum. Bewegen Sie sich dabei von der Mitte der Lippen bzw. vom Innenlid nach außen.
- Schließen Sie Ihre Augen und genießen Sie die sanfte Berührung.
- Legen Sie nun alle zehn Fingerspitzen auf Ihr Kinn. Fahren Sie mit ihnen beidseitig langsam in Richtung Schläfen und lassen Sie sie dabei auseinanderdriften.
- Machen Sie dasselbe auf der Stirn. Legen Sie die Fingerspitzen zwischen den Augenbrauen auf und lassen Sie sie Richtung Haaransatz auseinanderfahren.
- Genießen Sie die Entspannung.

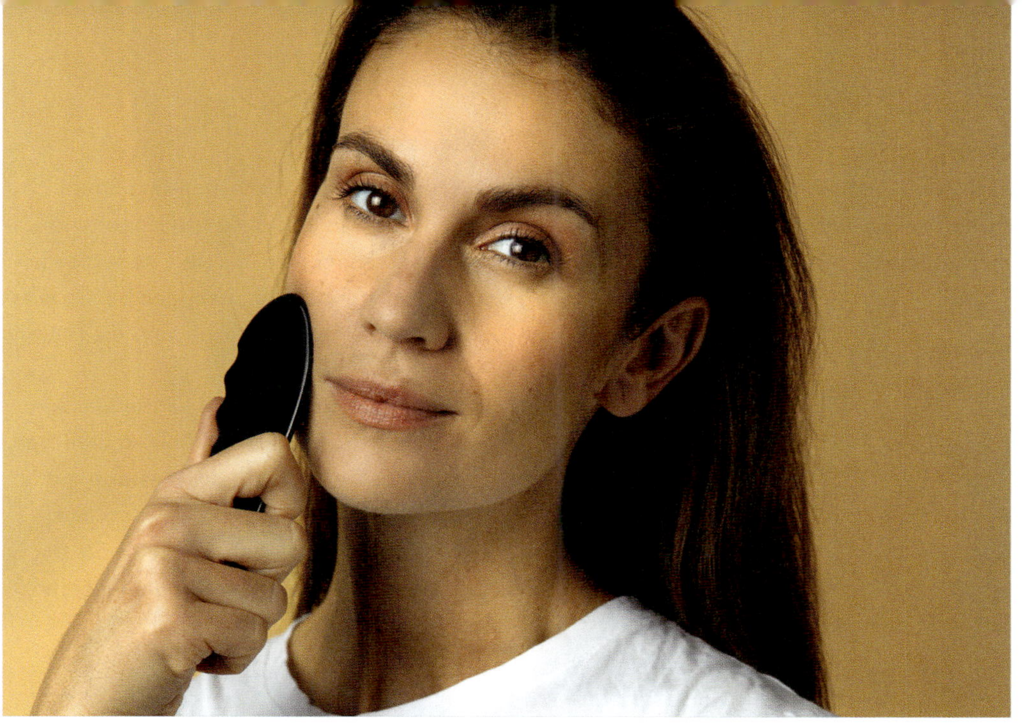

GUA-SHA-MASSAGE

Das sogenannte Facial Gua Sha verhilft dem Gesicht zu einem entspannteren, strafferen Aussehen und einem ebenmäßigen Teint. Wir erreichen tiefere Schichten des Hautgewebes und bekommen sofort sichtbare Ergebnisse. Die Durchblutung der Haut verbessert sich, die Lymphfunktion kommt wieder in die Gänge, das Gewebe wird bis hinein in die tieferen Schichten entgiftet und angeregt. All das erreichen wir mit einem kleinen Instrument aus Stein, Holz oder Horn. Provisorisch tut es auch ein Porzellanlöffel.

Schon der sofortige Effekt ist beeindruckend, langfristig ist es noch wesentlich effektiver. Es verlangsamt die Alterungsprozesse im Gesicht und unterstützt die Bildung von Kollagen und Elastin. Da das Gesicht von einem Netz aus Energiebahnen, den sogenannten

Meridianen, durchzogen ist, hilft Gua Sha auch der gestauten Energie, wieder in Fluss zu kommen. Das Gesicht profitiert also gleich auf mehreren Ebenen.

WANN, WIE OFT UND WIE LANGE MASSIEREN?

Morgens oder abends?

Der beste Zeitpunkt für Facial Gua Sha ist der Abend. Da wir durch diese Massage eine Verbindung zu den tieferen Schichten des Gewebes herstellen, müssen wir dieses nach der Massage so lange schützen, bis sie sich wieder geschlossen hat. Über Nacht kann die Haut die Impulse verarbeiten und man profitiert mehr von der Massage.
Sollten Sie unbedingt morgens Gua Sha machen wollen, so tun Sie es nur ganz sanft. Gegen ein sanftes Anregen des Lymphsystems ist nichts einzuwenden.

Wie häufig Gua Sha?

Weil Gua Sha eine schöne Haut macht, sind viele Frauen versucht, es täglich anzuwenden. Doch die Erfahrung zeigt, dass man der Haut einen freien Tag dazwischen gönnen sollte. Sie braucht Zeit, um die Impulse zu verarbeiten, die Faszien ordnen sich neu.
Eine allgemeine Richtlinie lautet: zwei- bis dreimal in der Woche. Doch Sie können Gua Sha jeden zweiten Tag machen, wenn Ihnen die Massage gefällt und guttut.

Wie lange?

Die Hauttypen der Menschen sind unterschiedlich. Während die einen länger und fester massieren müssen, bis sie eine verbesserte Durchblutung sehen, genügen bei anderen schon ein paar sanfte Striche, und die Haut ist rot.
Im Allgemeinen werden Sie für die Massage jedoch kaum länger als 10 Minuten brauchen. Die Haut sollte am Ende der Massage gut durchblutet aussehen und sich warm und weich anfühlen. Am Anfang können Sie mit der Intensität ein bisschen experimentieren, bis Sie Ihr Maß gefunden haben.

WISSENSWERTES ÜBER GUA SHA

Kontraindikationen und Empfehlungen

- Wenn Sie blutverdünnende Medikamente nehmen, sollten Sie nur sanftes Gua Sha zur Lymphdrainage machen.
- Bei Hautkrankheiten wie Neurodermitis werden kranke Stellen nicht geschabt.
- Hautverletzungen, Entzündungen und hervorstehende Muttermale sparen Sie beim Schaben bitte auch aus.
- Starke und ungeklärte Schwellungen oder Wangenimplantate sollten ebenfalls nicht geschabt werden.
- Massieren Sie nur auf dem gereinigtem Gesicht.

SOLLTE IHRE HAUT WELK SEIN

Entweder Sie verwenden bei der Massage zwei Schaber und schaben abwechselnd mit ihnen, sodass die Haut zwischendurch immer wieder ausgelassen wird. Statt eines langen Strichs von der Nase bis zum Ohr machen Sie vier kürzere Striche im Wechsel mit zwei Schabern. Das ist eine intensive Art des Schabens, die sehr empfehlenswert ist.

Oder Sie verwenden nur einen Schaber, ziehen die Bahn aber nicht durch, sondern schaben auf ihr in kurzen Strichen. Wie im vorigen Beispiel schaben Sie nicht von der Nase bis zum Ohr durch, sondern unterteilen die Linie in vier kurze Striche. Auch so wird die Haut immer wieder ausgelassen und nicht zusammengeschoben.

Entgiftungsprozesse

Gua Sha ist stark entgiftend. Das kann im Ausnahmefall am Anfang dazu führen, dass Sie kleine Unreinheiten bekommen. Das muss Sie nicht beunruhigen, Sie haben beim Massieren Schlacken aus den tieferen Schichten an die Oberfläche geholt.

Pflege für die Haut

Nehmen Sie das Öl nach der Massage mit einem warmen nassen Tuch ab. Es ist voller Schlacken. Da die Verbindung zu den tieferen Hautschichten nun offen ist, werden Ihre Pflegeprodukte besser aufgenommen. So geht die Wirkung einer Gesichtsmaske jetzt viel tiefer.

Bitte ausreichend Wasser trinken!

Die Entgiftungsprozesse machen es zwingend notwendig, nach der Massage ein Glas lauwarmes bis warmes Wasser zu trinken. Sie haben Schlacken in Bewegung gebracht, und Ihr Körper braucht ausreichend Flüssigkeit und damit die Möglichkeit, die Schlacken abzutransportieren.

Welches Öl eignet sich am besten?

Das Öl, das Sie bei der Massage verwenden, erreicht tiefere Schichten Ihrer Haut. Daher ist nicht nur seine Qualität wichtig. Achten Sie auch darauf, dass das Öl für Ihren Hauttyp geeignet ist.
Verwenden Sie bitte nur Öle in Bioqualität, die kalt gepresst wurden. Befeuchten Sie Ihre Haut, bevor Sie das Öl auftragen, so kann es seine Wirkung besser entfalten.

Welchen Schaber können Sie verwenden?

Da sich Gua Sha zunehmender Popularität erfreut, haben Sie vielleicht hier und dort schon Schaber aus Jade oder Rosenquarz gesehen. Obwohl sie häufig im Gesicht zum Einsatz kommen, sind sie dafür nicht hundertprozentig geeignet, da ihre Kanten zu breit sind, um die Haut intensiv genug anzuregen. Aber Sie

EMPFEHLENSWERTE ÖLE

Öle, die aufgrund ihrer Beschaffenheit eine tolle Anti-Aging-Wirkung haben, sind:

- Sanddornöl, Granatapfelöl, Nachtkerzenöl, Arganöl, Hagebuttenöl (alle fünf sind für alle Hauttypen geeignet), Avocadoöl (wenn Ihre Haut schon sehr trocken und rissig ist).
- Bei trockener Haut können Sie außer den oben genannten auch diese Öle verwenden: Oliven-, Mandel- oder Kokosöl.
- Fettige Haut freut sich über: Jojoba-, Rizinus- oder Traubenkernöl.
- Für sensible und gereizte Haut empfehlen sich auch Borretsch-, Johannisbeer- oder Hanföl.
- Wer Öle gar nicht mag, kann mit einem guten Aloe-Vera-Gel massieren. Es ist aber wichtig, eine große Menge davon zu verwenden, damit der Schaber genauso rutschen kann wie auf Öl. Bitte verwenden Sie lieber zu viel als zu wenig von dem Gel – Ihre Haut freut sich ohnehin über diese ausgiebige Feuchtigkeitszufuhr.

können sie gern zu einer sanften Lymphdrainage verwenden.
Für eine intensive Wirkung aufs Gewebe ist ein Schaber aus Büffelhorn ideal. Diesen gibt es in Fischform, die alle Rundungen bietet, um im Gesicht gut zu schaben.

Gua-Sha-Kamm aus Jade (links), Hornschaber (Mitte) und Porzellanlöffel (rechts).

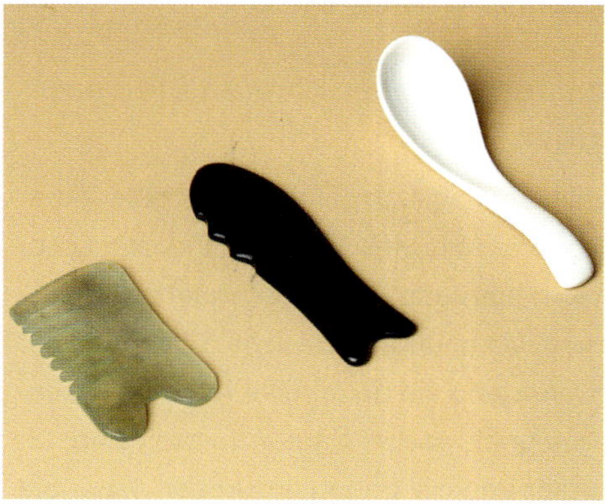

Sollten Sie sich dennoch für einen Steinschaber entscheiden, nehmen Sie am besten gleich den Gua-Sha-Kamm. Er hat den Vorteil, dass Sie damit auch die Kopfhaut schaben können. Sie ist schließlich indirekt auch ein Teil des Gesichts, da die Haut keinen Anfang und kein Ende hat. Das kommt obendrein Ihren Haaren zugute.
Wer nicht von Anfang an in ein Instrument investieren möchte, kann sich auch mit einem Porzellanlöffel behelfen, wie man ihn im Asienladen bekommt.
Nach dem Schaben waschen Sie das Instrument mit lauwarmem Wasser und etwas Seife ab. Lagern Sie es in Sichtweite und zumindest anfangs nicht in einem Kasten oder einer Schublade – ein kleiner, gut funktionierender Trick, um Sie regelmäßig daran zu erinnern, dass Sie dieses unkomplizierte Massageritual in Ihre Pflege integrieren wollten.

Fest versus sanft massieren

Wenn Sie den Schaber nur sanft auf der Haut bewegen, arbeiten Sie mehr am Lymphsystem. Das hilft gegen Schwellungen, Tränensäcke und ein unebenes Hautbild. Wenn Sie am Ende jeder Bahn leichte pumpende Bewegungen machen, intensivieren Sie diesen Effekt.

Wenn Sie gegen Falten und für ein strafferes Gewebe schaben, drücken Sie mittelstark. Dies ist eine spürbar intensive Massage. Ihre Haut darf rot werden. Sollte es Ihnen passieren, dass sich ein Fleck bildet, keine Sorge. Er wird nach ein bis zwei Tagen verschwinden, und Ihre Haut hat intensiv entgiftet. Die Flecken, sogenannte Petechien, die sich beim Schaben bilden, sind das »Sha« – auf diese Weise werden die gestauten Schlacken ausgeleitet. Dennoch versuchen Sie bitte, diese Fleckenbildung zu vermeiden. Mit ein bisschen Übung finden Sie den richtigen Druck für Ihre Haut.

Grundsätzlich gilt, je steiler der Schaber aufgestellt wird, umso intensiver ist die Massage. Und umgekehrt umso sanfter, je flacher er aufliegt. Auf den weichen, fleischigen Bereichen des Gesichts kann man intensiver schaben. Auf den knochigen Bereichen wie zum Beispiel der Stirn würde das aber unangenehm. Ich rate Ihnen, den Schaber grundsätzlich etwas flacher zu halten. Wir wollen nicht mit der Tür ins Haus fallen und gleich eine violette Bahn ziehen. Es genügt, wenn Sie den Schaber in einem 30- bis 60-Grad-Winkel benützen und dem Gewebe damit Zeit geben, die Blutzufuhr langsam zu steigern.

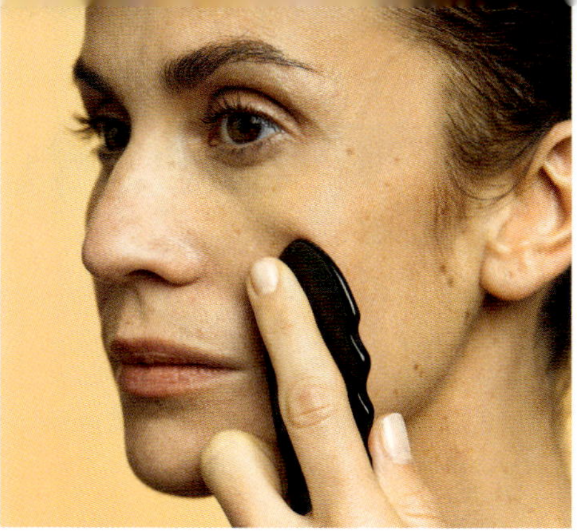

Setzen Sie den Schaber schräg an und massieren Sie, als würden Sie Butter aufs Gesicht streichen.

So benützen Sie den Schaber

Beim Schaben wird nicht die Fläche, sondern die Kante des Schabers verwendet. Sie massieren mit dem Schaber Ihr Gesicht auf eine Weise, als wollten Sie Butter darauf schmieren, nur stellen Sie den Schaber steiler auf. Denken Sie immer wieder ans Butter-Schmieren, um zu verhindern, dass Sie den Schaber mit der Kante voran bewegen – so würden Sie eher schneiden.

Der große Vorteil des Fischschabers ist, dass sich seine Rundungen den einzelnen Gesichtsbereichen wunderbar anpassen. So passt zum Beispiel der bauchige Teil gut für die untere Gesichtshälfte, der schlanke Fischteil wunderbar für den Backenbereich.

Sie sehen auf dem Bild auf **Seite 64** die einzelnen Bereiche des Schabers durchnummeriert. So kann ich Ihnen in der nachfolgenden

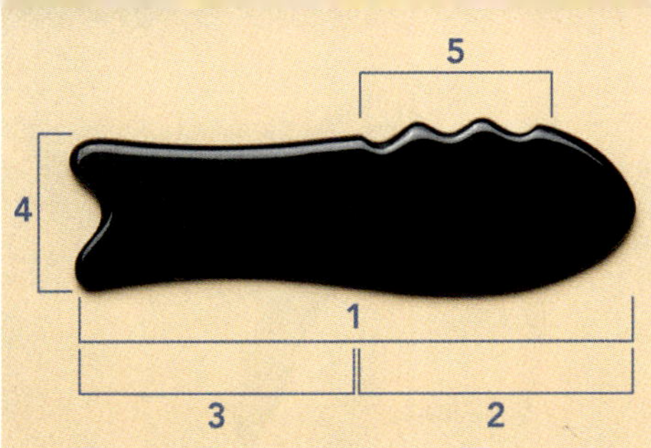

Der Hornschaber kann an fünf Stellen aufs Gesicht aufgesetzt werden.

Massagebeschreibung auf verständliche Weise einen Vorschlag machen, mit welchem Teil des Schabers Sie wo arbeiten sollen. Menschen und Gesichtsformen sind unterschiedlich – fühlen Sie sich also frei, einen anderen Teil des Schabers zu verwenden, wenn sich dies für Sie besser anfühlt.
Benützen Sie immer die glatte Kante ohne Zacken, außer es wird ausdrücklich anders angegeben.

DIE GRUNDMASSAGE

GUA-SHA-GESICHTSMASSAGE

- Befeuchten Sie Ihr Gesicht und tragen Sie das Öl auf. Sie können auch zuerst eine Schicht Aloe-Vera-Gel auftragen und das Öl darauf verteilen. Das hat zum einen den Vorteil, dass Ihre Haut mehr Feuchtigkeit bekommt, zum anderen wird das Öl nicht so schnell einziehen. Achten Sie bitte während der ganzen Massage darauf, dass das Gesicht gut eingeölt ist und der Schaber gleiten kann. Wenn Sie merken, dass er die Haut mitzieht oder auf ihr reibt, tragen Sie mehr Öl auf.
- Schaben Sie immer zuerst den Hals. Das ist wichtig, damit die Verbindung zwischen Kopf und Körper offen ist und ein guter Austausch stattfinden kann. Streichen Sie mehrere Male mit der langen Seite des Fischschabers (1) vom Ohr zum Schlüsselbein, dann vom Kinn zum Schlüsselbein. Arbeiten Sie hier mit leichtem Druck und sparen Sie den Kehlkopf aus.
- Schaben Sie mit dem bauchigen Teil (2) sanft den Bereich unter dem Kinn von der Mitte nach außen zu den Ohren.
- Setzen Sie den Schwanz des Fischs (4) auf den Kinnknochen in der Mitte des Kinns und ziehen Sie ihn fest seitlich zu den Ohren. Es kann sein, dass Sie hier ein Knirschen spüren. Das sind Verklebungen, die nun gelöst werden.
- Massieren Sie mit dem bauchigen Teil (2) den vorderen Bereich des Kinns, von der Mitte des Kinns seitlich zum unteren Ende der Ohren.
- Halten Sie Ihren Mund geschlossen und schaben Sie mit demselben Teil von der Mitte der Lippen über die ganze untere Wangenhälfte seitlich zu den Ohren.
- Setzen Sie den schmalen Teil des Schabers (3) neben der Nase an und ziehen Sie ihn seitlich bis zum oberen Ende der Ohren bzw. bis zum Haaransatz – Sie schaben sozusagen die Backen. Schaben Sie bitte immer ganz bis zum Ohr bzw. Haaransatz. Da

man den seitlichen Bereich des Gesichts im Spiegel nicht sieht, neigt man dazu, den Schaber zu früh abzusetzen.

- Schaben Sie die Stirn mit dem schmalen Teil (3) von unten nach oben, vor allem den mittleren Bereich.
- Schaben Sie die Stirn zusätzlich von der Mitte zu beiden Seiten. Hier müssen Sie selbst entscheiden, ob es Ihnen mit dem bauchigen (2) oder dem schmalen (3) Teil des Schabers besser gelingt. Ich empfehle, den bauchigen Teil zu nehmen und etwas flacher anzulegen.
- Massieren Sie mit dem Fischschwanz (4) die Nase von oben nach unten.
- Schaben Sie den Augen- und Oberlidbereich etwas sanfter vom inneren Augenwinkel zum äußeren. Nehmen Sie den bauchigen Teil (2) für das Oberlid und den schmalen Teil (3) für das Unterlid.
- Öffnen Sie den Mund und schaben Sie nun mit der zackigen Seite (5) zuerst die Oberlippe, dann die Unterlippe. Dazu legen Sie die Lippe in eine der Aussparungen und schieben den Schaber fest auf der Lippe hin und her.

Bei der Gua-Sha-Grundmassage beginnen Sie, wie im Text beschrieben, am Hals und enden dort wieder.

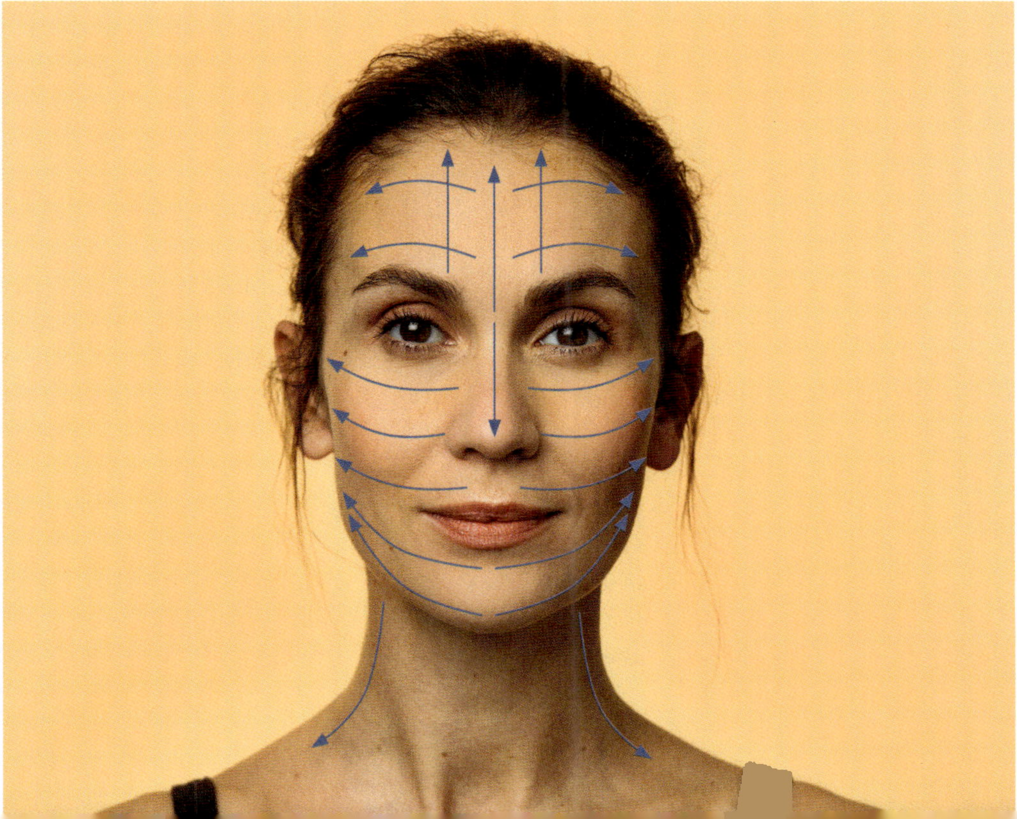

- Danach intensivieren Sie die Massage, indem Sie dasselbe mit dem Fischschwanz (4) machen. Achten Sie dabei darauf, dass der Bereich oberhalb bzw. unterhalb der Lippe gut ausmassiert wird.
- Schaben Sie am Ende noch einmal den Hals, wie am Anfang beschrieben, um gelöste Schlacken abzutransportieren.
- Wenden Sie sich nach der Massage des Gesichts auch dem Nacken zu. Hier können Sie mit ganz festem Druck schaben und Sie brauchen nur wenig Öl. Schaben Sie von der Schädelkante nach unten. Schaben Sie bitte nie über die Wirbelsäule, sondern knapp daneben von oben nach unten und dann etwas seitlich von oben nach unten zu den Schultern.
- Waschen Sie den Schaber mit warmem Seifenwasser und massieren Sie noch die Kopfhaut. Dazu nehmen Sie den Fischschwanz oder den Gua-Sha-Kamm. Wenn Sie die Kopfhaut mit dem Fischschwanz massieren, geht das bei längeren Haaren am besten mit kurzen Bewegungen. Schaben Sie von oben nach unten bzw. von der Stirn nach hinten.
- Nehmen Sie das Öl mit einem warmen nassen Handtuch ab. Sie können jetzt eine Gesichtsmaske auftragen oder Ihre gewohnten Pflegeprodukte. Diese werden nun besonders gut aufgenommen. Schützen Sie Ihr Gesicht einige Stunden vor direkter Sonne, Wind und Kälte. Es ist sehr empfindlich und braucht ein bisschen Zeit, um die Verbindung in tiefere Schichten wieder zu schließen.
- Trinken Sie ein Glas lauwarmes Wasser.

GUA SHA FÜR SCHÖNES, DICHTES HAAR

Schaben Sie mit dem Gua-Sha-Kamm täglich Ihre Kopfhaut. So wird sie besser durchblutet und mit Nährstoffen und Energie versorgt. Sie werden merken, wie sehr diese Massage hilft, auch das Gesicht zu entspannen. Gegen Haarausfall, für dichteres Haar und gegen frühzeitiges Ergrauen der Haare lautet die Empfehlung: 2-mal täglich 30-mal kämmen. Kämmen Sie dabei bitte immer vom vorderen Bereich des Kopfs nach hinten bzw. hinten immer von oben nach unten.
Zudem können Sie die Punkte rechts und links neben der Wirbelsäule massieren, die sich unterhalb der Schädelkante in der Vertiefung zwischen den Muskelsträngen befinden.

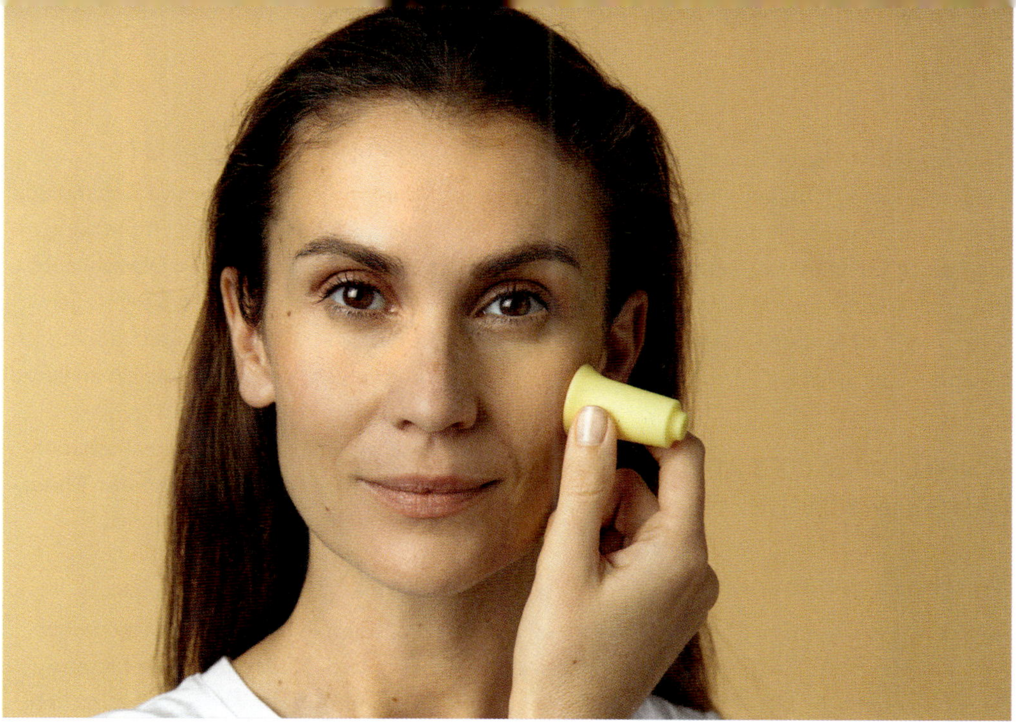

FACIAL-CUPPING-MASSAGE

Hinter dem modernen Begriff Facial Cupping verbirgt sich die uralte Kunst der chinesischen Schröpfkopfmassage, die im Gesicht kleine Wunder bewirken kann. Sie durchwärmt das Gewebe und erhöht den Stoffwechsel. Sie verbessert die Durchblutung, regt das Lymphsystem an und verbessert die Sauerstoffversorgung der Haut. Gleichzeitig wird die Kollagen- und Elastinproduktion erhöht, was der Haut wieder mehr Spannkraft und Elastizität verleiht.

In der alten chinesischen Tradition ist man davon überzeugt, dass »Blut das Pferd ist, auf dem Chi geritten kommt«. Das bedeutet: Wo kein Blut, dort keine Energie. Facial Cupping verbessert die Durchblutung der Haut gravierend und mit ihr auch die Energieversorgung des Gesichts.

Dadurch werden Selbstheilungsprozesse des Körpers angeregt. Bei regelmäßiger Cuppingbehandlung verhindert man, dass die Haut durch die üblichen Alterungsprozesse fahl, trocken und spröde wird. Die Massage sorgt für ein lebendiges Aussehen und einen gesunden Glow.

WANN, WIE OFT UND WIE LANGE MASSIEREN?

Morgens oder abends?

Ähnlich wie bei der Gua-Sha-Massage ist auch hier der beste Zeitpunkt der Abend. Facial Cupping macht die »Energietore« auf, wie es in der chinesischen Tradition heißt. Das bedeutet, auch hier bahnen wir uns mit der Massage den Weg in die ganz tiefen Schichten des Gewebes. Diese Tore bleiben nach der Massage noch eine Weile offen, sodass man die Haut vor Umwelteinflüssen schützen sollte. Wenn wir am Abend massieren, bekommt unsere Haut über Nacht die Zeit, die sie braucht, um die Impulse zu verarbeiten und ihre Tore wieder zu schließen. Bitte nehmen Sie sich diesen Ratschlag zu Herzen.

Wie schon bei der Gua-Sha-Massage gilt auch hier: Es ist wichtig, das Gesicht vor der Massage gründlich zu reinigen. Auf der Hautoberfläche sollte sich nichts befinden, was Sie nicht in die tieferen Schichten einarbeiten möchten.

Wie häufig Facial Cupping?

Facial Cupping ist eine intensive Behandlung des Gesichts. Die allgemeine Empfehlung lautet: zweimal in der Woche. Obwohl auch das nur eine Richtlinie ist und Sie gelegentlich auch öfter schröpfen können, möchte ich Ihnen empfehlen, sich grundsätzlich an sie zu halten.

Wenn Sie gern zwischendurch mal schaben wollen, dann lassen Sie zwischen den Massagen mindestens einen Tag Abstand.

Wie lange?

Die Facial-Cupping-Grundmassage dauert zwischen 5 und 10 Minuten. Sie ist intensiv und deswegen kurz. Wenn Sie ein bisschen Erfahrung mit dem Schröpfer gesammelt haben, werden Sie die Intensität aber gut steuern können. Dann steht es Ihnen natürlich offen, weniger intensiv, dafür jedoch länger zu massieren, wenn Sie dies möchten.

WISSENSWERTES ÜBER FACIAL CUPPING

Kontraindikationen und Empfehlungen

- Wenn Sie blutverdünnende Medikamente nehmen oder unter Blutgerinnungsstörungen leiden, sollten Sie aufs Schröpfen verzichten.
- Stellen mit akuten Entzündungen sollten Sie nicht schröpfen.

- Hautverletzungen, Warzen und hervorstehende Muttermale sparen Sie beim Schröpfen bitte aus.
- Starke und ungeklärte Schwellungen oder Wangenimplantate schröpfen Sie bitte auch nicht.
- Tumore, Geschwulste, Zysten dürfen Sie auf keinen Fall schröpfen.
- Bei Fieber und Diabetes nicht schröpfen.
- Drüsen werden niemals geschröpft. In unserem Kontext betrifft das vor allem die Schilddrüse, die sich in der Mitte des Halses unterhalb des Kehlkopfes befindet. Deswegen schröpfen wir nur die seitlichen Bereiche des Halses und lassen den mittleren Teil aus.
- Wenn Ihre Haut sehr welk ist und Sie beim Bewegen des Schröpfers das Gefühl haben, dass Sie sie nur noch mehr dehnen, schröpfen Sie bitte stationär. Sie bekommen hierzu auf **Seite 71** noch genauere Anleitungen.

Reinigungsprozesse der Haut

Facial Cupping ist noch stärker ausleitend und daher entgiftend als Gua Sha. Sollten sich in den tieferen Schichten Ihrer Haut zu viele Schlacken befinden, kann das am Anfang dazu führen, dass Sie kleine Hautunreinheiten bekommen. Lassen Sie sich nicht irritieren, freuen Sie sich. Ihre Haut wird den Ballast los, der sie unnötig schnell altern lässt. Nach dieser Reinigungsreaktion beruhigt sie sich wieder.

SPEZIALFALL ROSACEA

Die wichtigste Empfehlung betrifft Rosacea. Aus der Sicht der Traditionellen Chinesischen Medizin kann sie durch einen Stauzustand im Gesicht begünstigt werden. Da Facial Cupping entstauend wirkt, können Sie schröpfen, aber beachten Sie bitte unbedingt Folgendes:
Die betroffenen Bereiche werden niemals geschröpft. Schröpfen Sie vor allem den Hals- und Nackenbereich und auch das Dekolleté, sofern es hier keine Rosacea-Probleme gibt. Im Dekolleté schröpfen Sie von der Mitte nach außen zu den Achseln. Das sorgt dafür, dass im Gesicht der Druck auf die Gefäße nachlässt.
Im Gesicht schröpfen Sie wiederum nur die Bereiche, die nicht betroffen sind, zum Beispiel die Stirn oder das Kinn. Schröpfen Sie nur sanft. Auch auf diese Weise können Sie für eine Entlastung von betroffenen Stellen sorgen.

Für den Fall, dass Ihre Haut so reagiert, empfehle ich Ihnen, nachdem Sie das Öl abgenommen haben, ruhig noch mal Ihre Gesichtsreinigung und Ihr Gesichtswasser zu verwenden, um die Haut von den herausgezogenen Schlacken wirklich gründlich zu reinigen.

Vergessen Sie bitte nicht, jedes Mal nach der Massage ein Glas lauwarmes bis warmes Wasser zu trinken. Es ist notwendig, damit Ihr Körper genug Flüssigkeit hat, die gelösten Schlacken abzutransportieren.
Ihre Pflegeprodukte werden nun richtig gut aufgenommen. Das ist eine schöne Gelegenheit für eine nahrhafte Gesichtsmaske, sie wirkt jetzt doppelt.

Welches Öl geeignet ist

Hier können Sie sich an die Empfehlungen aus dem Kapitel über Gua Sha halten (auf **Seite 62**).

Empfehlenswerte Schröpfer

Es gibt Schröpfer aus Glas und solche aus Silikon. Es ist einfacher, mit einem Silikonschröpfer zu arbeiten. Er ist flexibel und passt sich den knochigen Stellen im Gesicht besser an. Im Anhang finden Sie eine kleine Auswahl vorgestellt und entsprechende Bezugsquellen (**Seite 106**). Am besten geeignet ist der Durchmesser 2 bis 3 cm.

Schröpfer mit Glaskopf (links), einfacher Silikonschröpfer (Mitte) und Bella-Bambi-Mini-Schröpfer (rechts).

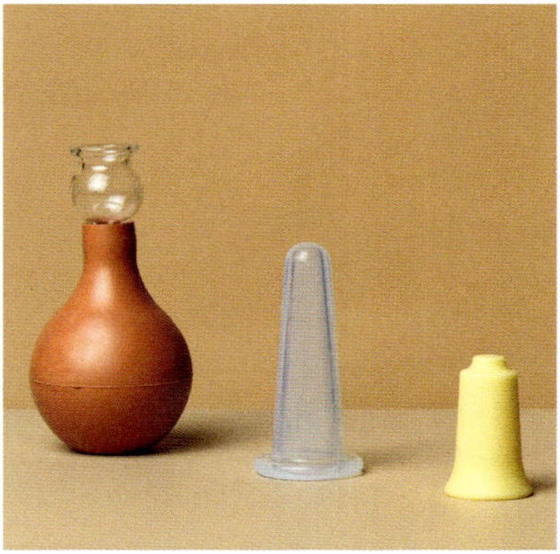

Bevor Sie im Gesicht schröpfen

Wie bereits gesagt, ist dies eine ebenso wunderbare wie intensive Massage. Ich würde Ihnen empfehlen, die Arbeit mit dem Schröpfer zuerst an einem anderen Körperteil auszuprobieren und zu üben, bevor Sie im Gesicht arbeiten, zum Beispiel am Oberschenkel.
Dazu ölen Sie eine größere Stelle am Oberschenkel ein. Drücken Sie den Schröpfer zusammen und bringen Sie ihn am Oberschenkel an. Lassen Sie aus. Es entsteht jetzt ein Unterdruck, der den Schröpfer an Ihrer Haut hält. Jetzt bewegen Sie ihn langsam. Sie sehen, dass er eine gut durchblutete rötliche Spur hinterlässt.
Am Anfang kann es Ihnen passieren, dass Sie den Unterdruck immer wieder verlieren und das Gefühl haben, der Schröpfer »hält nicht«. Haben Sie Geduld. Ölen Sie die Haut gut ein, damit er gleiten kann. Bringen Sie ihn achtsam an und schieben Sie ihn langsam, dann hält er besser. Geben Sie sich ein bisschen Zeit, es braucht nur ein wenig Übung.
Im Gesicht wollen wir nur sanft schröpfen. Lernen Sie das am Oberschenkel. Je kleiner der Hügel ist, den die Haut im Schröpfer bildet, umso sanfter ist die Massage. Das kön-

nen Sie selbst steuern. Beim Bewegen des Schröpfers können Sie ihn mit den Fingern leicht zusammendrücken, um den Unterdruck und den Hügel kleiner zu machen und die Massage damit sanfter zu gestalten.
Während man am Körper durchaus intensiv schröpfen kann, sind wir bei der Massage im Gesicht also wesentlich vorsichtiger. Nehmen Sie Rücksicht auf Ihren Hauttyp, die Haut soll nach der Massage gut durchblutet, aber nicht tiefrot sein. Sollte es dennoch passieren, dass Sie es übertrieben haben und die Massage kleine Pünktchen hinterlassen hat, gilt dasselbe wie beim Gua Sha – es ist kein Problem und verschwindet innerhalb von ein paar Stunden bis zwei Tagen. An dieser Stelle war entweder eine größere Anspannung oder es gab viele Schlacken und Toxine in der Haut, die Sie nun ausgeleitet haben.

Stationäres Schröpfen

In manchen Fällen kann es notwendig sein, dass Sie stationär schröpfen. Zum Beispiel, wenn Ihre Haut sehr welk ist oder es Ihnen in bestimmten Bereichen nicht gelingt, den Schröpfer zu bewegen – das kommt manchmal auf der Stirn vor.
Stationäres Schröpfen bedeutet, Sie schröpfen in der angegebenen Reihenfolge und auf den beschriebenen Bahnen, aber Sie ziehen den Schröpfer nicht entlang der Bahn, sondern setzen ihn im Verlauf dieser Bahn immer wieder für zwei Sekunden auf und nehmen ihn dann vorsichtig wieder ab. Während beim bewegten Schröpfen zum Beispiel eine Bahn von der Nase zum Ohr gezogen wird, setzen Sie den Schröpfer neben der Nase auf und nehmen ihn nach zwei Sekunden ab. Dann setzen Sie ihn knapp daneben auf dieser Bahn wieder an und nehmen ihn nach zwei Sekunden ab. So machen Sie das, bis Sie das Ohr erreicht haben. Drücken Sie den Schröpfer beim Abnehmen wieder gut zusammen, um die Haut auch hier nicht zu dehnen.

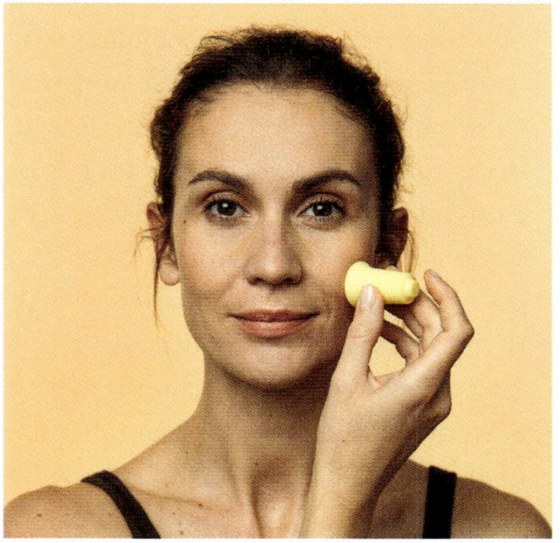

Wenn Sie den Schröpfer aufsetzen und dann auslassen, entsteht der für die Massage nötige Unterdruck.

DIE GRUNDMASSAGE

FACIAL-CUPPING-GESICHTSMASSAGE

- Befeuchten Sie Ihr Gesicht und tragen Sie das Öl auf. Sie können auch zuerst eine Schicht Aloe-Vera-Gel auftragen und das

Öl darauf verteilen. So bekommt Ihre Haut mehr Feuchtigkeit, und das Öl zieht nicht so schnell ein. Achten Sie bitte während der ganzen Massage darauf, dass das Gesicht gut eingeölt ist und der Schröpfer gut gleiten kann. Wenn Sie merken, dass er die Haut mitzieht, tragen Sie mehr Öl auf. Dies ist mitunter deswegen notwendig, weil eine gewisse Menge im Schröpfer bleibt.

- Schröpfen Sie immer zuerst den Hals. Das ist wichtig, damit die Verbindung zwischen Kopf und Körper offen ist und ein guter Austausch stattfinden kann. Lassen Sie den vorderen Bereich des Halses unbedingt aus. Dort befindet sich die Schilddrüse und die darf nicht geschröpft werden. Schröpfen Sie auf der Seite vom unteren Ende des Ohrs hinunter bis zum Schlüsselbein.
- Schröpfen Sie den Bereich unter dem Kinn von der Mitte nach außen zu den Ohren.
- Schröpfen Sie entlang der Kinnlinie von der Kinnmitte seitlich zu den Ohren.
- Schröpfen Sie von der Mitte unterhalb der Unterlippe seitlich bis zu den Ohren.

BITTE NIEMALS ZERREN!

Oftmals macht man den Fehler, dass man den Schröpfer schon abziehen will, bevor man den Unterdruck gelöst hat, und zerrt damit an der Haut. Vermeiden Sie diesen Fehler. Zuerst zusammendrücken, den Schröpfer lösen, dann abnehmen.

- Auf den Lippen mit sanftem Zug von der Mitte zu den Mundwinkeln schröpfen. Halten Sie dazu den Mund geschlossen. Für den Fall, dass Sie einen kleinen Schröpfer mit 1 cm Durchmesser besitzen, können Sie den Mund auch öffnen und Unter- und Oberlippe einzeln schröpfen.
- Weiter geht es neben den Lippen. Ziehen Sie den Schröpfer seitlich bis zum Ohr.
- Die Wangen im Halbbogen seitlich zu den Ohren bzw. zum Haaransatz schröpfen.
- Unterhalb der Augen am Innenrand anfangen und zum Außenrand schröpfen, aber bitte sehr sanft und mit ausreichend Öl. Sollten Sie hier ein ungutes Gefühl haben, schröpfen Sie wie auf **Seite 71** beschrieben stationär. Das heißt, Sie bringen den Schröpfer wiederholt für zwei Sekunden an und nehmen ihn vorsichtig wieder ab.
- Bringen Sie den Schröpfer für zwei bis drei Sekunden an den Schläfen an. Wiederholen Sie das etwa 3-mal.
- Schröpfen Sie von der Stelle zwischen den Augenbrauen nach oben zum Haaransatz.
- Schröpfen Sie die Stirn vom inneren Ende der Augenbrauen in einem Halbbogen parallel zu den Augenbrauen bis zum seitlichen Haaransatz.
- Ziehen Sie noch eine Bahn oberhalb der letzten. Das heißt, Sie fangen in der Mitte der Stirn an und schröpfen bis zum seitlichen Haaransatz. Wenn Ihre Stirn sehr hoch ist, können Sie oberhalb dieser Bahn noch eine dritte ziehen.

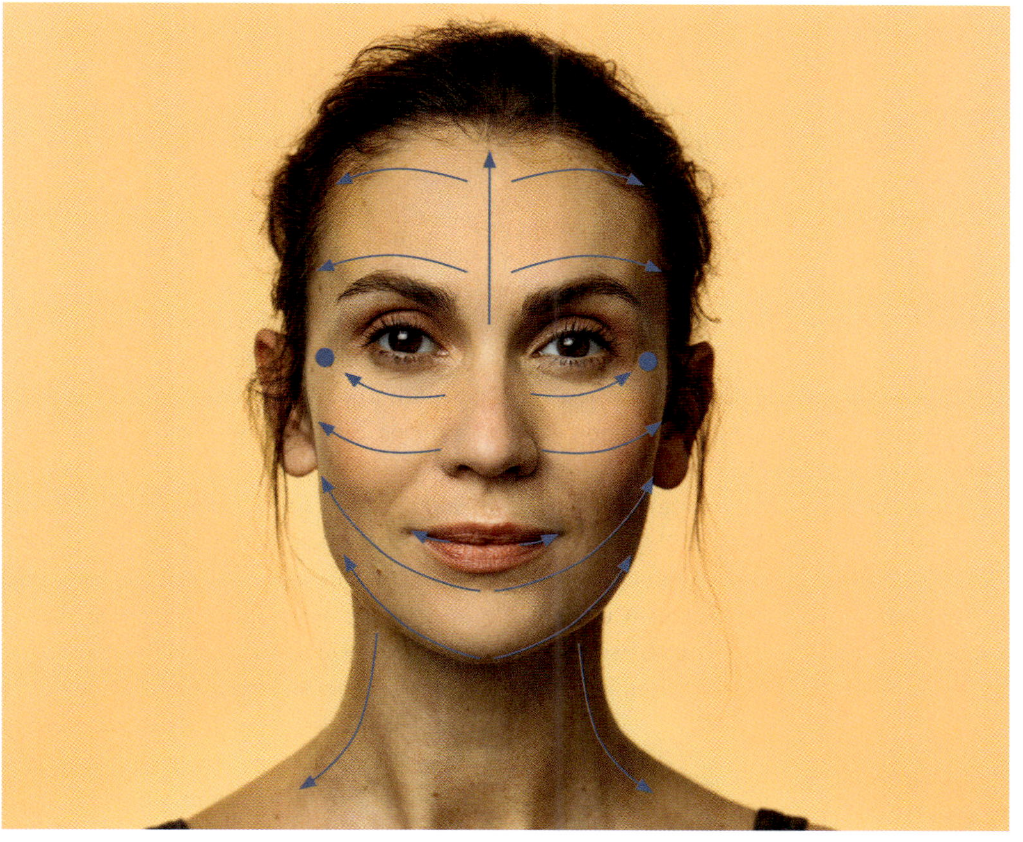

Beim Facial Cupping ist in dem empfindlichen Augenbereich besonderes Feingefühl wichtig.

- Schröpfen Sie am Ende noch einmal den Hals wie am Beginn beschrieben.
- Es ist sehr angenehm, nach der Massage des Gesichts auch den Nacken zu schröpfen. Hier können Sie den Schröpfer ganz fest anbringen. Massieren Sie den Nacken immer von oben nach unten.
- Nehmen Sie das Öl mit einem warmen nassen Handtuch ab. Sie können jetzt eine Gesichtsmaske auftragen oder Ihre gewohnten Pflegeprodukte – sie werden direkt im Anschluss an die Gesichtsmassage besonders gut aufgenommen. Schützen Sie Ihr Gesicht in den nächsten Stunden vor direkter Sonneneinstrahlung, Wind und Kälte. Es ist sehr empfindlich und braucht Zeit, um die Verbindung zu den tieferen Schichten wieder zu schließen.

GUA SHA UND FACIAL CUPPING

Ganz nach Wunsch und Vorliebe: Probieren Sie für spezielle Bereiche aus, ob Ihnen Schröpfen oder Schaben mehr zusagt.

SCHRÖPFEN UND SCHABEN GEGEN CELLULITE

Beim Schröpfen kann ein Cup mit größerem Durchmesser sinnvoll sein. Beim Schaben empfehle ich den Gua-Sha-Kamm. Benutzen Sie die glatte und die Kammseite abwechselnd, das erhöht die Wirkung.

- Ölen Sie Oberschenkel und Po ein oder massieren Sie mit Seife unter der Dusche (unter der Dusche bitte keinen Glasschröpfer verwenden, sondern nur Silikon).

Für die Massage am Körper empfiehlt sich die Arbeit mit größeren Cups.

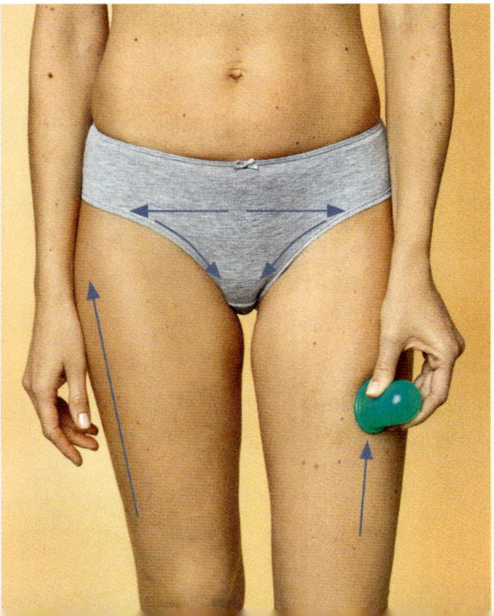

- Fangen Sie damit an, Ihren Unterbauch von der Mitte nach außen und hinein in die Leisten zu schröpfen beziehungsweise zu schaben. Sie massieren in einem Dreieck von der Mitte des Unterbauchs zur Seite und dann schräg nach unten die Leiste entlang. So wird das untere Lymphsystem geöffnet, damit die Massage gut wirken kann.
- Nun schröpfen / schaben Sie vom Knie den Oberschenkel hinauf bis zum Po. Sie können hier ruhig fester arbeiten.
- Schröpfen oder schaben Sie auch den Po, gern mit kreisenden Bewegungen. Die Wärme, die dabei entsteht, kommt Ihrem Becken und Ihren Nieren zugute. Am Ende streichen Sie ein paarmal vom Po nach vorn zur Leiste.
- Sie können dann noch einmal das vordere Dreieck massieren. Damit wird das Lymphsystem so angeregt, dass es die Schlacken, die Sie an den Oberschenkeln bewegt haben, auch abtransportieren kann. Das ist ein wichtiger Schritt, den man nicht auslassen sollte. Wenn Sie zu Besenreisern neigen, ist hier das Schaben empfehlenswerter als das Schröpfen.

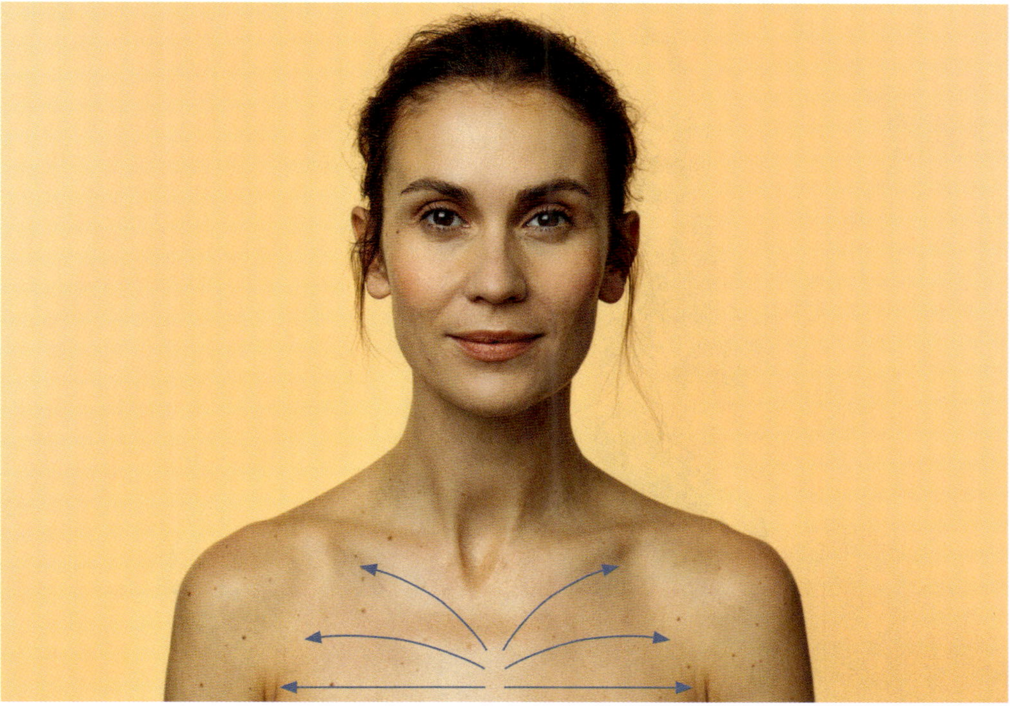

Wenn Sie das Dekolleté mit Schaber oder Cup massieren, dann unterstützen Sie auch den Lymphfluss.

SCHRÖPFEN UND SCHABEN FÜR EIN SCHÖNES DEKOLLETÉ

- Schröpfen bzw. schaben Sie das Dekolleté von der Mitte nach außen zu den Achseln. Das macht nicht nur ein schönes Dekolleté, sondern es unterstützt auch das Lymphsystem.
- Wenn gestaute Lymphe Ihr Problem ist und Sie besonders gründlich arbeiten möchten, schröpfen oder schaben Sie ganz am Anfang Ihrer Gesichtsmassage immer auch das Dekolleté.

SCHRÖPFEN UND SCHABEN VON NARBEN

Narben gehören oft entstört, um das Gewebe besser zu integrieren, zu durchbluten und mit Nährstoffen und Energie zu versorgen. Dem können Sie mit Schaber oder Schröpfer nachhelfen, aber erst, nachdem sich die Wunde geschlossen hat und gut verheilt ist.

- Ölen Sie die Narbe ein und bewegen Sie das Massageinstrument auf ihr hin und her. Sie müssen dies öfter machen, bis sich eine Besserung einstellt.

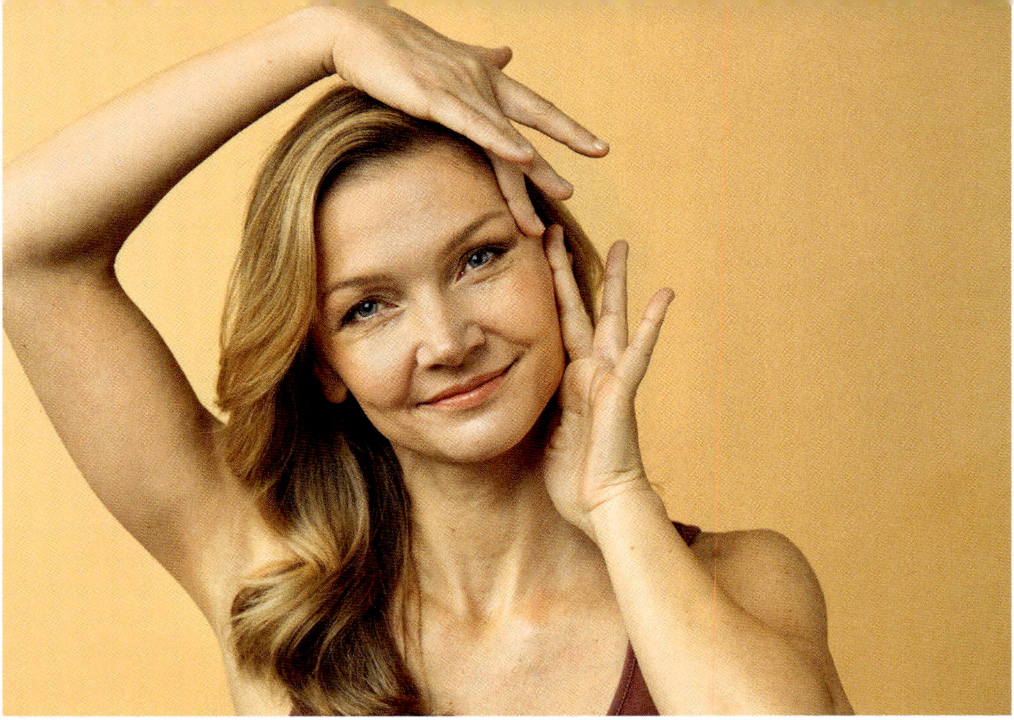

PROGRAMME FÜR SPEZIELLE BEREICHE

So wie am Körper hat auch im Gesicht jede von uns ihre ganz speziellen Bereiche, die sie gern optimieren möchte. Manche wollen ihre Zornesfalten reduzieren, andere kämpfen mit Hängebäckchen.

Dieses Kapitel bietet Ihnen Spezialprogramme fürs Gesicht. Diese Programme allein sind intensiv, die besten Ergebnisse bekommen Sie aber dann, wenn Sie Ihr ganzes Gesicht trainieren und massieren und diese Programme als Ergänzung und Zusatz nützen. Schließlich hängen einzelne Zonen nicht isoliert in der Luft, sondern sind mit dem restlichen Gesicht verbunden. Machen Sie also Ihre Programme aus den vorherigen Kapiteln und bauen Sie aus diesem Kapitel zusätzlich ein, was Ihnen wichtig ist. Ich werde Ihnen zeigen, mit welchen Übungen Sie Ihr Gesichtsyoga-

Programm ergänzen und welche Massagegriffe Sie beim Schröpfen und Schaben einbauen können, um die Gesichtsbereiche, die Ihnen am Herzen liegen, zu verbessern.

STIRN- UND ZORNESFALTEN

Entspannung

Wenn es um die Stirn- und Zornesfalten geht, spielt die Fähigkeit, das Gesicht bewusst zu entspannen, eine große Rolle. Nicht selten entstehen diese Falten aus einer chronischen Anspannung zwischen den Augenbrauen heraus, die obendrein zu Kopfschmerzen führen kann und sich bis in den hinteren Halsbereich zieht. Auch die ständig hochgezogenen Augenbrauen verhelfen uns nicht gerade zu einer schönen, glatten Stirn.

Sollten diese Falten also Ihr Anliegen sein, möchte ich Ihnen das Entspannungsprogramm auf **Seite 54** empfehlen. Zusätzlich zeige ich Ihnen hier Massagegriffe, die helfen, diesen Bereich zu entspannen und zu straffen. Sie betreffen bestimmte Akupressurareale, aber auch die Kopfhaut und den Nacken. Es mag Sie überraschen, aber die gehören hier dazu. Der große Stirnmuskel wird von dem Hinterhauptmuskel und der Nackenmuskulatur beeinflusst und beeinflusst diese seinerseits. Nicht selten lösen sich Beschwerden im Nacken trotz aller Physiotherapien oft erst, wenn es gelingt, die Anspannung im Gesicht zu lösen.

Gleichzeitig müssen wir den Stirnmuskel mit geeigneten Gesichtsyoga-Übungen aufbauen, um ein bisschen mehr Volumen zu schaffen, damit sich die Haut wieder straffen kann. Auch diese Übungen helfen, die chronische Anspannung loszulassen. Wenn Ihr Nacken verspannt ist – was machen Sie dann? Intuitiv bewegen Sie Ihren Kopf und kreisen mit den Schultern. Denn Sie wissen, dass Bewegungen Spannung auflösen können. Dasselbe machen wir im Stirnbereich.

Gesichtsyoga gegen Stirn- und Zornesfalten

Machen Sie die folgenden Übungen jeweils 40 Sekunden lang. Sie kennen die meisten davon schon aus vorherigen Programmen. Das liegt daran, dass die Stirn wenig flexibel ist und es für diesen Bereich nicht so viele Übungen gibt. Bei diesen Übungen hat auch der Nacken viel zu tun. Sollte das für Sie unangenehm sein, können Sie den Nacken entlasten, indem Sie Ihren Hinterkopf an der Wand anlehnen oder die Übungen im Liegen durchführen.

BEWEGUNG STATT BOTOX

Niemand braucht Botox, um seine Muskeln entspannen zu können. Während Botox Ihre Muskeln in Wirklichkeit lähmt, bringen die Methoden auf den folgenden Seiten echte Entspannung für Ihre Stirn.

Grundsätzlich sollten Sie aber darauf achten, nicht zu sehr den Kopf in die Hände zu pressen, sondern den Nacken möglichst entspannt zu halten und die Übung wirklich nur mit dem Stirnmuskel zu machen.

BÖSER BLICK

Bild zur Übung auf **Seite 34**.

Strafft die Stirn und Zornesfalten.

- Legen Sie die Handflächen flach auf die Stirn. Machen Sie mit den Händen eine kleine Bewegung nach oben und außen. Das bedeutet, Sie ziehen Ihre Stirn nach oben und auseinander.
- Schauen Sie nun zur Brust hinunter. Versuchen Sie, gegen den Widerstand der Hände Ihre Brauen fest zusammenzuziehen, als ob Sie ganz böse schauen möchten.
- Ihre Hände ziehen die Stirn die ganze Zeit glatt. Es darf sich keine Falte bilden.
- Machen Sie diese Übung immer dynamisch, das heißt die Spannung nicht zu lang halten, sondern im 3-Sekunden-Takt anspannen und entspannen.

AUGENBRAUEN HALTEN

Bild zur Übung auf **Seite 37**.

Gegen Zornesfalten und Hängelider. Verleiht den Augenbrauen einen guten Sitz.

- Legen Sie Zeige- und Mittelfinger auf die Stirn, die Mittelfinger oberhalb der Augenbrauen, die Zeigefinger unterhalb des Haaransatzes. Machen Sie mit den Händen eine kleine Bewegung nach unten und außen. Das bedeutet, Sie ziehen Ihre Stirn leicht nach unten und auseinander.
- Während Sie die Stirn nach unten schieben, bewegen Sie Augenbrauen und Stirnmuskel gegen die Finger nach oben.
- Diese Übung sollte dynamisch ausgeführt werden, das heißt die Spannung nicht zu lang halten, sondern in einem 3-Sekunden-Takt anspannen und entspannen.

ANGELINA-JOLIE-BRAUEN

Bild zur Übung auf **Seite 39**.

Gibt den Augenbrauen einen schönen Sitz, öffnet das Gesicht und strafft die Stirn.

- Legen Sie die Zeigefinger auf die Augenbrauen, die Daumen fixieren Sie oberhalb der Ohren, um einen guten Halt zu haben.
- Schieben Sie das äußere Ende der Brauen nach unten und versuchen Sie, mit den äußeren Enden der Brauen die Zeigefinger nach oben und auseinander zu schieben.
- Auch bei dieser Übung die Spannung nicht zu lang halten, sondern im 3-Sekunden-Takt anspannen und entspannen.

STIRNGLÄTTER

- Legen Sie die Zeige- und Mittelfinger auf die Enden Ihrer Augenbrauen.
- Machen Sie Ihre Augen ganz weit auf, ohne dabei die Augenbrauen zu heben.
- Schieben Sie mit Ihren Fingern die Augenbrauen ganz leicht auseinander – nur so weit, dass sich der Bereich zwischen den Augenbrauen glättet.

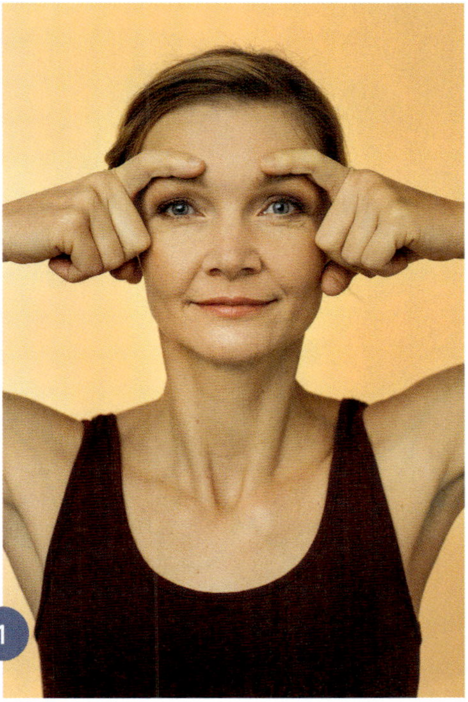

1

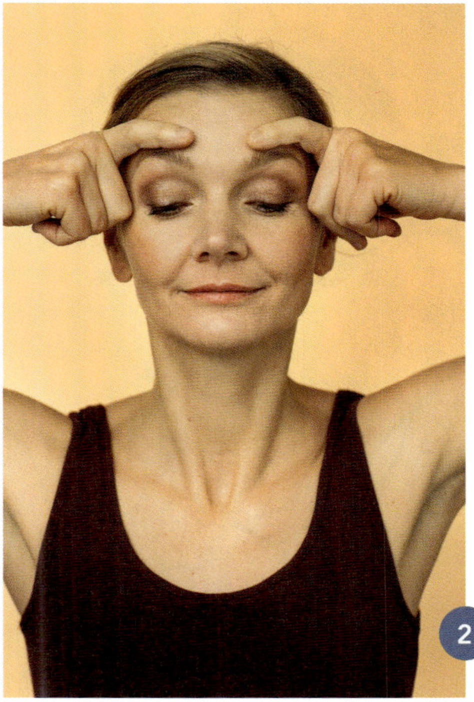

2

BRAUEN AUSEINANDER

- Legen Sie Ihre Zeigefinger auf die Augenbrauen.
- Versuchen Sie, Ihre Augenbrauen so auseinanderzubewegen, dass der Abstand zwischen den Zeigefingern größer wird. (1)
- Diese Übung ist nicht ganz einfach. Wenn sie Ihnen am Anfang schwerfällt und Sie den Eindruck haben, dass sich gar nichts bewegt, schließen Sie Ihre Augen und machen Sie die Bewegung in der Vorstellung. Ihr Muskel wird reagieren, auch wenn Sie es zuerst nicht spüren.

BLICK NACH UNTEN

- Fixieren Sie Ihre Daumen über den Ohren und Ihre Zeigefinger der Länge nach knapp über den Augenbrauen.
- Schieben Sie mit den Fingern Ihre Augenbrauen nach oben.
- Richten Sie den Blick nach unten. Nur den Blick, bewegen Sie die Augenbrauen nicht. (2) Spüren Sie die sanfte Dehnung.

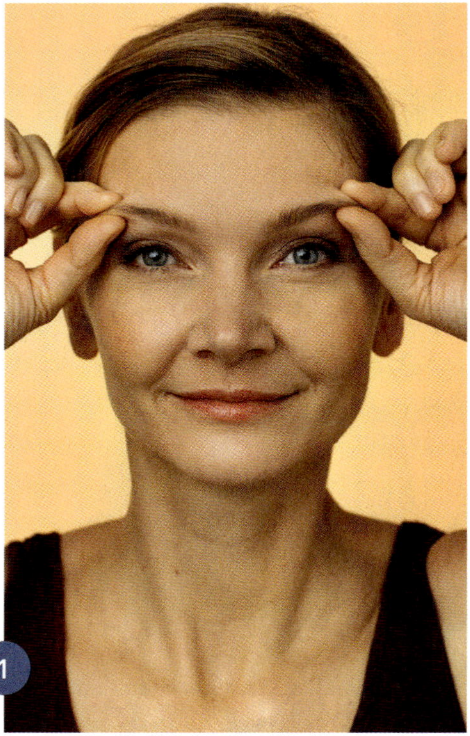

1

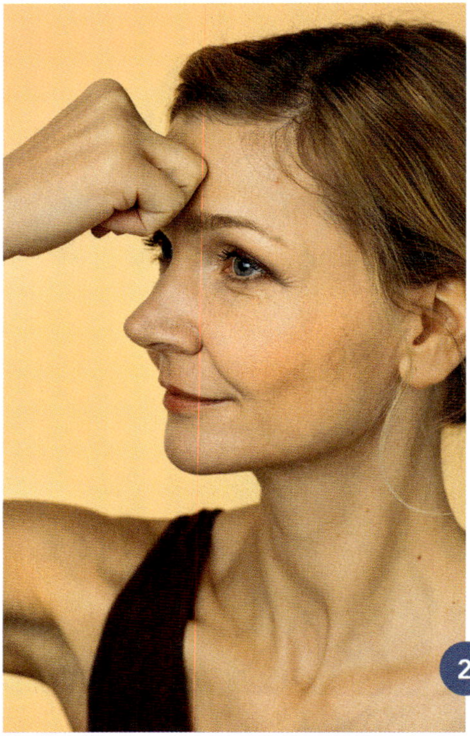

2

MASSAGE GEGEN STIRN- UND ZORNESFALTEN

- Zwicken Sie Ihre Augenbrauen am inneren Ende jeweils mit Zeigefinger und Daumen fest zusammen. Halten Sie 5 Sekunden. Machen Sie dasselbe in der Mitte und am äußeren Ende der Augenbrauen. (1)
- Massieren Sie die Kopfhaut. Machen Sie das entweder mit Ihren Fingerspitzen, die Sie wie einen Kamm immer von oben nach unten bewegen, oder benützen Sie dazu den Gua-Sha-Kamm.
- Machen Sie eine Faust. Massieren Sie mit den Fingergelenken von der Nasenwurzel bis zum Haaransatz – nur in diese Richtung. (2) Danach massieren Sie mit den Fingergelenken beider Hände Ihre Stirn von der Mitte nach außen zu den Schläfen. Es ist ganz wichtig zu lernen, die Stirn zu entspannen. Das beugt Zornes- und Stirnfalten vor.

SCHRÖPFEN

- Zusätzlich zu Ihrer Grundmassage (**Seite 71**) schröpfen Sie den mittleren Stirnbereich in drei Richtungen: Fangen Sie dazu immer zwischen den Augenbrauen an. Ziehen Sie den Schröpfer zuerst nach oben zum Haaransatz. (1) Dann diagonal nach oben zum Haaransatz, etwa 2 cm von der Mitte entfernt, dasselbe auf der anderen Seite. Ein paarmal wiederholen.
- Bringen Sie den Schröpfer zwischen Ihren Augenbrauen an. Heben Sie ihn ganz leicht an, wirklich nur 1–2 mm, und lassen Sie ihn wieder los. Nehmen Sie ihn ab, damit Sie hier keinen dunklen Kreis bekommen. Nach einer kurzen Pause wiederholen Sie das.
- Wenn es Ihnen nichts ausmacht, dass Sie am Nacken eventuell zwei Tage lang dunkle Kreise haben, bringen Sie den Schröpfer für je eine Minute an folgenden vier Punkten an: direkt unterhalb des Schädelknochens rechts und links neben der Wirbelsäule und dann noch mal rechts und links etwas weiter außen direkt neben diesen Punkten. (2)

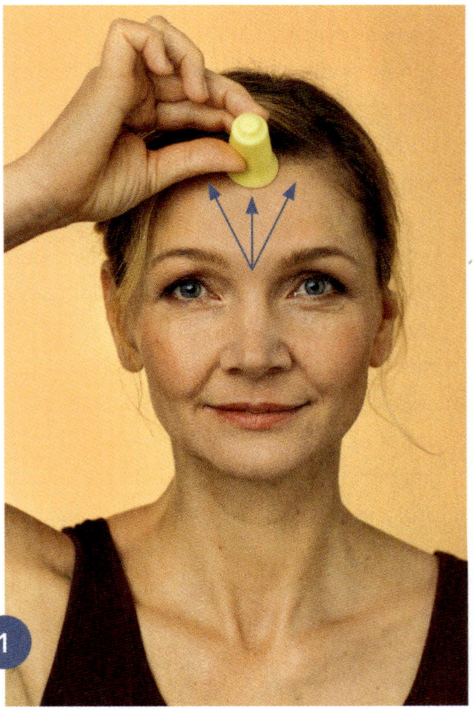

1

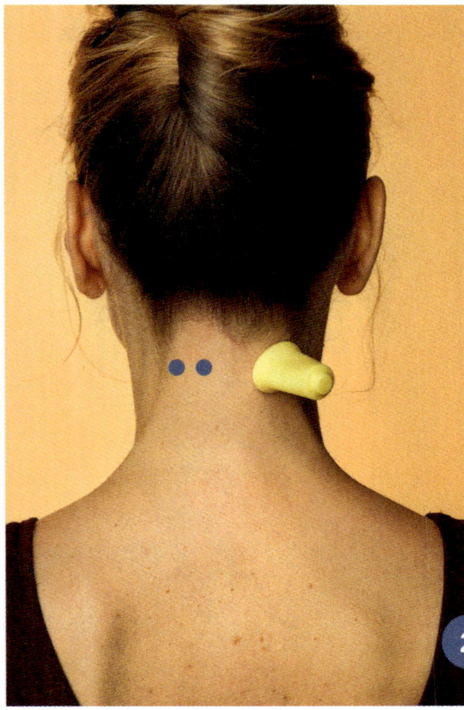

2

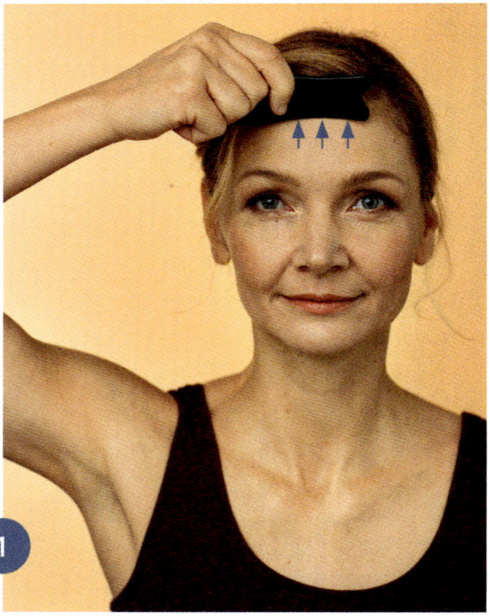

1

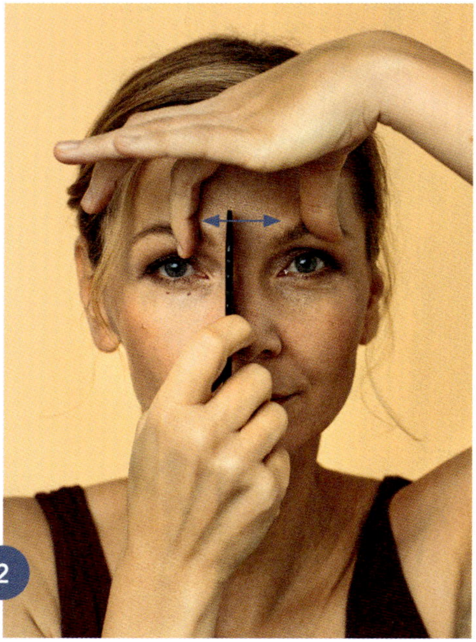

2

SCHABEN

- Zusätzlich zu Ihrer Grundmassage (**Seite 64**) schaben Sie bitte den mittleren oberen Bereich der Stirn direkt unterhalb des Haaransatzes intensiv von unten nach oben. (1) Sie schaben hier also nur das obere Drittel der Stirn und auch nur in der Mitte. Sie können dazu auch den Gua-Sha-Kamm verwenden und die Bahn bis auf die Kopfhaut fortsetzen. Die Kopfhautmassage hilft, die Stirn spannungsfrei zu halten.
- Schaben Sie ganz fest den Übergang vom Hinterkopf zum Hals direkt unterhalb der Schädeldecke. Hier sammeln sich gern Verklebungen, die Blockaden und Spannungen verursachen. Legen Sie die Kante des Schabers direkt unter die Schädeldecke und schaben Sie einige Male kräftig hin und her.
- Schaben Sie fest den Nacken. Dazu fangen Sie direkt unterhalb der Schädeldecke an und schaben rechts und links neben der Wirbelsäule von oben nach unten. Dann schaben Sie hinten seitlich von unterhalb des Ohres bis zur Schulter hinunter.
- Legen Sie den Schaber im 90-Grad-Winkel auf die Zornesfalte und massieren Sie ein paarmal hin und her von rechts nach links und zurück. Halten Sie dabei die Haut mit den Fingern der anderen Hand fest. (2)
- Schaben Sie Ihre Augenbrauen fest mehrmals vom inneren zum äußeren Ende.

WANGEN UND NASOLABIALFALTEN

Warum dieser Bereich so wichtig ist

Hängende Wangen ziehen auch den Augenbereich mit und verursachen so unschöne Augenringe. Wenn die Wangen schlaff sind, hängen sie nach unten und sorgen dafür, dass sich um den Mund herum die Haut sammelt.

Gesichtsyoga für schöne Wangen

Gesichtsyoga ist für diesen Bereich enorm wichtig. Sollte dies also Ihr Anliegen sein, machen Sie folgende Übungen zusätzlich zu Ihrem Grundprogramm (**Seite 32**). Machen Sie sie 40 Sekunden lang. Entspannen Sie zwischendurch immer wieder den Unterkiefer, da hier intensiv gearbeitet wird. Bedienen Sie sich dazu gern der Übungen »Pferdeschnauben« und »Ein deutliches Nein« aus dem Entspannungsprogramm (**Seite 56** und **57**).

TROMPETENSPIELER

Bild zur Übung auf **Seite 35**.
Kräftigt die Wangenpartie sowie den Mundringmuskel und hilft gegen Nasolabialfalten.

- Blasen Sie bei geschlossenem Mund die Wangen auf, bis sie richtig groß und prall sind. Nun drücken Sie die Luft mit der Wangenmuskulatur zusammen. Der Mund bleibt geschlossen.
- Wenn Sie nicht sicher sind, ob Sie die Übung richtig machen, pressen Sie die Luft durch eine kleine Lippenöffnung langsam mit der Kraft der Wangen raus. Genau diese Muskulatur, die Sie hierbei betätigen, arbeitet auch, wenn Ihr Mund geschlossen bleibt und die Luft nur zusammengedrückt wird.
- Damit sich keine Fältchen um die Lippen herum bilden, ziehen Sie Ihre Lippen leicht nach innen und halten sie mit den Fingern etwas in die Länge gezogen fest.

GEPRESSTES LÄCHELN

Bild zur Übung auf **Seite 53**.

- Lächeln Sie und pressen Sie Ihre Lippen aufeinander. Stülpen Sie sie beim Aufeinanderpressen leicht nach außen.
- Nun lächeln Sie noch mehr. Lächeln Sie, so breit es Ihnen möglich ist. Pressen Sie währenddessen die ganze Zeit Ihre nach außen gestülpten Lippen aufeinander.

ZAHNLOSES LACHEN

Bild zur Übung auf **Seite 52**.

- Lächeln Sie breit und öffnen Sie den Mund.
- Ziehen Sie die Lippen über die Zähne und pressen Sie sie ganz fest heran.
- Stellen Sie sich vor, dass Sie auch Ihre Mundwinkel hineinziehen und anpressen. Es entsteht eine starke Spannung.
- Pressen Sie Ihre Wangen ebenfalls an die Zähne und versuchen Sie, sie in Richtung der Ohren zu bewegen. Wenn Sie die Übung richtig machen, spüren Sie danach deutlich die Muskulatur Ihrer Wangen.

WANGEN SCHNAPPEN

Bild zur Übung auf **Seite 38**.

Hilft, die Nasolabialfalte zu reduzieren, und formt schöne Wangenkonturen.

- Schieben Sie Ihre Daumen in den Mund und halten Sie den Nasolabialfaltenbereich mit den Daumen und Zeigefingern fest.
- Ziehen Sie die Wangen 5 mm nach unten. Bitte nicht überdehnen!
- Bringen Sie Ihre Wangen mit einem breiten Lächeln zuerst so weit wie möglich zur Seite und dann nach oben, und arbeiten Sie gegen den Halt der Finger.

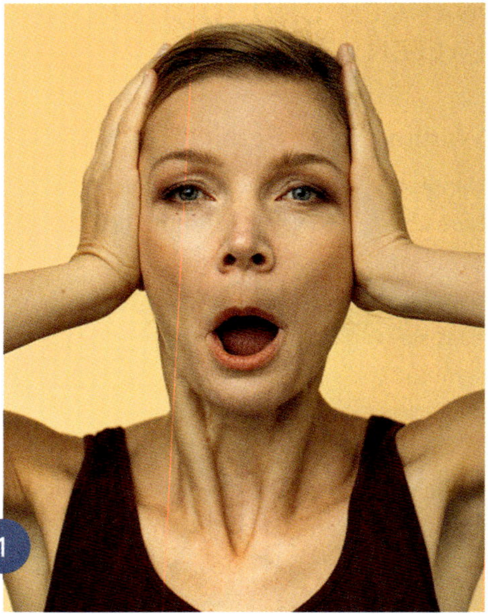

1

DER SCHREI

- Legen Sie die Hände auf die Ohren und schieben Sie sie leicht nach hinten.
- Ziehen Sie mit offenem Mund die Oberlippe an die Zähne gepresst nach unten.
- Versuchen Sie, Ihre Wangen nach oben zu bewegen, während Sie die Oberlippe weiterhin nach unten ziehen. Es sind zwei ganz kleine entgegengesetzte Bewegungen. (1)

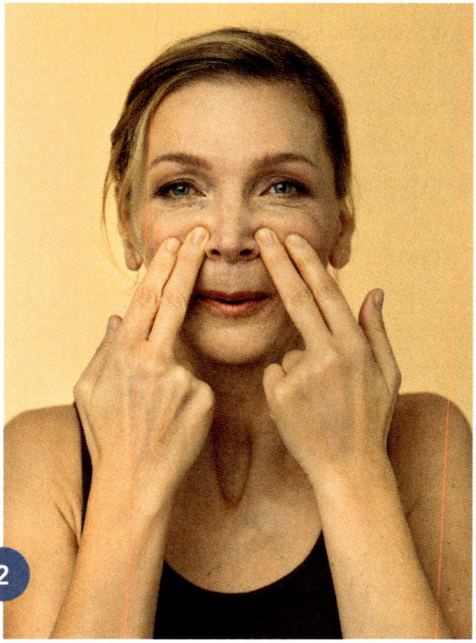

2

NASOLABIALBÜGLER

- Legen Sie Zeige- und Mittelfinger rechts und links neben den Nasenflügeln auf.
- Schieben Sie die Haut leicht nach oben, Ihre Nase hebt sich dabei auch. (2)
- Bewegen Sie nun gegen den Druck der Finger die Nase nach unten. Dabei sollten Sie nicht einfach nur die Oberlippe nach unten schieben, sondern wirklich die Muskeln neben der Nase bewegen.

Nasolabialfalten wegmassieren, Wangen heben

SCHRÖPFEN

Integrieren Sie folgende Schröpfbewegungen in Ihre Grundmassage. Wenn nötig, geben Sie Ihrer Haut dabei mit dem Finger Halt. Wiederholen Sie den Ablauf auch auf der anderen Seite.

- Setzen Sie den Schröpfer in der Mitte des Kinns auf. (1) Ziehen Sie ihn im Halbbogen um die Lippen herum, dann im Verlauf der Nasolabialfalte bis zur Nase. Setzen Sie ihn noch mal am selben Punkt auf und ziehen Sie ihn im Verlauf der Kinnlinie bis zum Ohr. Wiederholen Sie die Bewegungen auf jeder Seite im Wechsel 3- bis 5-mal.
- Setzen Sie den Schröpfer neben dem Mundwinkel auf. (2) Ziehen Sie ihn im Verlauf der Nasolabialfalte bis zur Nase. Setzen Sie ihn am selben Punkt auf und ziehen Sie ihn in einer Bahn unterhalb des Jochbeins (des Wangenknochens) bis zum Ohr. Wiederholen Sie diese Bewegungen auf jeder Seite 3- bis 5-mal.
- Setzen Sie den Schröpfer noch mal in der Mitte des Kinns auf. (3) Ziehen Sie mit ihm nun eine gerade Linie diagonal nach oben quer über die Wange, bis Sie neben dem oberen Ende des Ohrs ankommen. Jetzt setzen Sie den Schröpfer weiter oben direkt unter der Unterlippe auf und ziehen eine Linie parallel zur vorherigen diagonal nach oben quer über die Wange, bis Sie an der Schläfe neben der Augenbraue ankommen. Setzen Sie den Schröpfer noch zu einer dritten Linie neben dem Nasenflügel auf und ziehen Sie ihn ebenfalls bis zur Schläfe. Wiederholen Sie diese drei Linien auf jeder Seite 3- bis 5-mal.

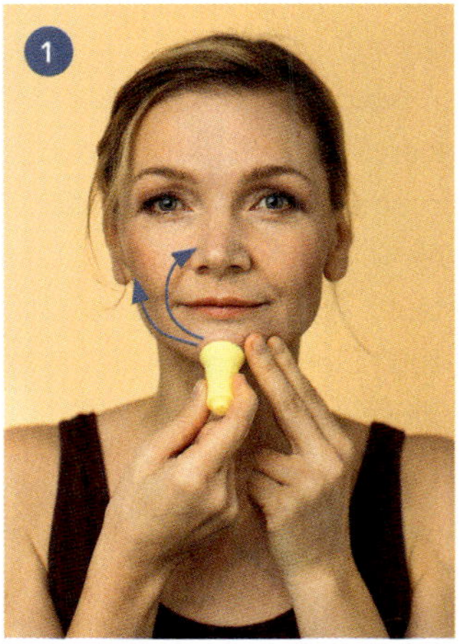

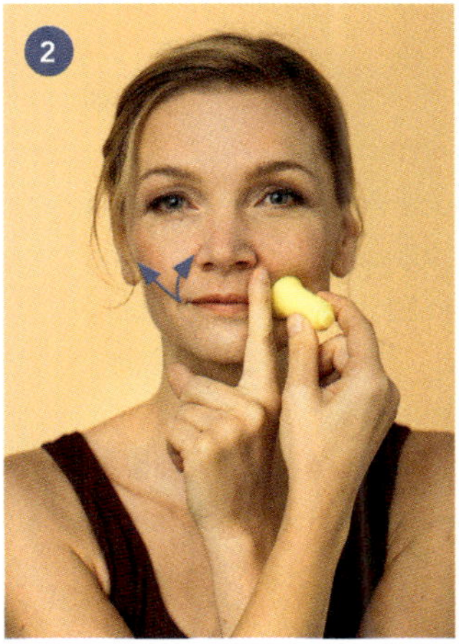

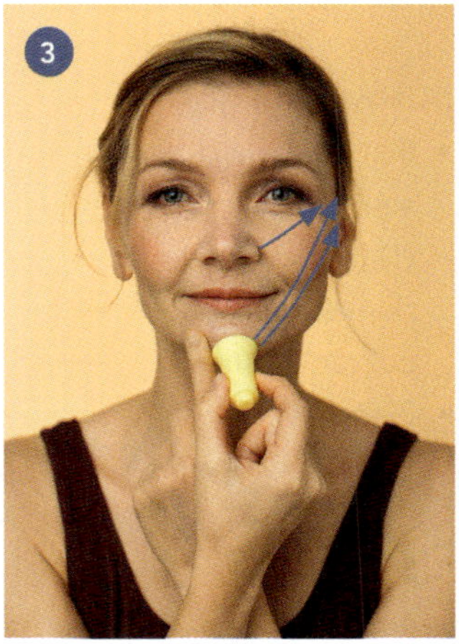

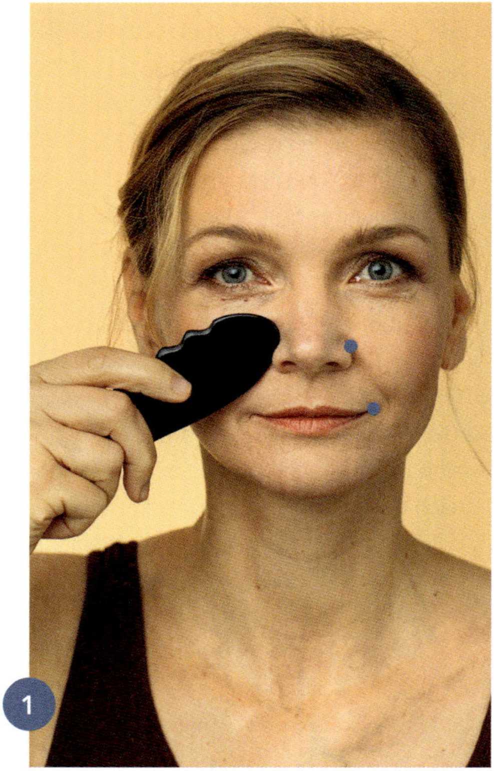

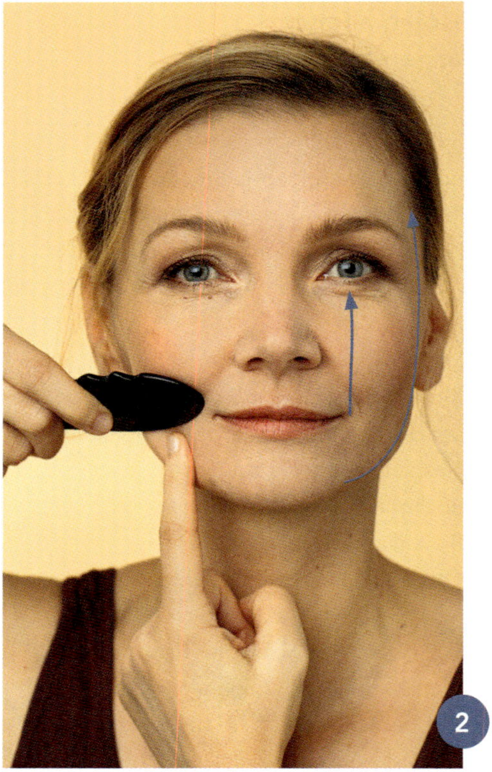

SCHABEN

- Schaben Sie den Bereich neben den Nasenflügeln und neben den Mundwinkeln. (1) Hier befinden sich wichtige Akupressurpunkte und -bereiche, die einen Einfluss auf die Nasolabialfalten haben.
- Ziehen Sie eine imaginäre Linie von der Mitte Ihres Auges nach unten bis neben den Mundwinkel. Setzen Sie an dieser Stelle den Schaber an und ziehen Sie eine Linie nach oben zur Mitte des Auges. Halten Sie die Haut am Ausgangspunkt mit einem Finger fest. Setzen Sie den Schaber an derselben Stelle unterhalb der Mitte des Auges an der Kinnlinie an und fixieren Sie auch hier die Haut mit einem Finger am Ausgangspunkt. (2) Ziehen Sie den Schaber in einem Halbbogen entlang der Kinnlinie bis zum Ohr, neben dem Ohr weiter nach oben bis zum Haaransatz.

HÄNGEBÄCKCHEN, DOPPELKINN UND HALS

Gute Haltung - schönes Gesicht

Wenn Sie etwas gegen Doppelkinn und Hängebäckchen unternehmen wollen, dann achten Sie besonders auf Ihre Körperhaltung. Sie hat eine große Auswirkung auf Ihre Gesichtskonturen. Machen Sie sich dazu noch einmal bewusst, »wie der Alltag Ihr Gesicht formt« – so das gleichnamige Kapitel auf **Seite 12**.
Sie können eine gute Körperhaltung üben, indem Sie sich zum Beispiel ein Buch auf den Kopf legen und damit herumspazieren. Rollen Sie die Schultern nach hinten und unten, dehnen Sie den Nacken leicht und stellen Sie sich vor, ein imaginärer Faden würde die höchste Stelle Ihres Kopfes in die Höhe ziehen.

Gut aufgebaute Wangen helfen

Wie bereits im letzten Kapitel beschrieben, haben die Wangen einen großen Einfluss auf die untere Gesichtshälfte. Sie werden sich schwertun, schöne Gesichtskonturen aufzubauen, wenn Ihre Wangen schlaff sind und ihr Gewicht nach unten schieben. Wenn also dieser Bereich Ihr Anliegen ist, sollten Sie das Wangenprogramm gleich zusätzlich machen (ab **Seite 83**), um möglichst schnell möglichst gute Ergebnisse zu bekommen.

Verlieren Sie Ihre Gesichtskonturen nicht an den Nacken

Wir haben bereits im Kapitel »Wie der Alltag Ihr Gesicht formt« (**Seite 12**) über die Wichtigkeit der Hals-Nacken-Dehnung gesprochen. Ich biete Ihnen in diesem Kapitel einige Übungen, die Ihnen hier helfen können. Hals und Nacken sind logischerweise direkt und indirekt mit der Gesichtsmuskulatur verbunden. Wenn Sie zulassen, dass sich dort die Muskulatur verkürzt, wird Ihr Gesicht davon nicht unberührt bleiben – die verkürzte Hals-Nacken-Muskulatur wird Ihr Gesicht nach unten ziehen. Das hat zur Folge, dass die Gesichtskonturen immer unklarer werden, sich Doppelkinn und Hängebäckchen bilden.
Wenn Sie sich also in diesem Bereich Verbesserungen wünschen, sollten Sie die Dehnübungen auf der folgenden Seite keinesfalls auslassen. Machen Sie sie ruhig auch zwischendurch in Ihrem Alltag.

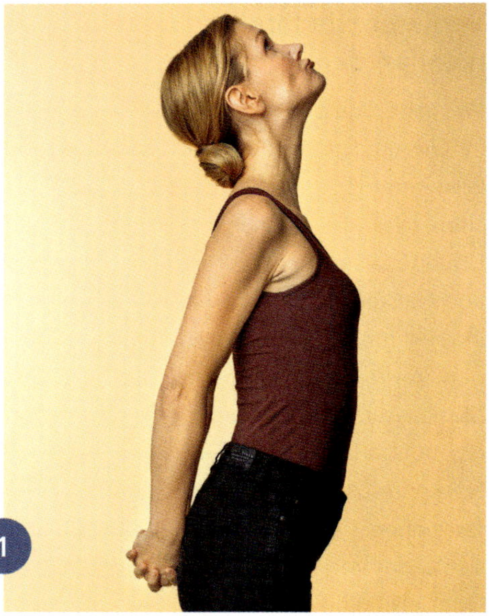

1

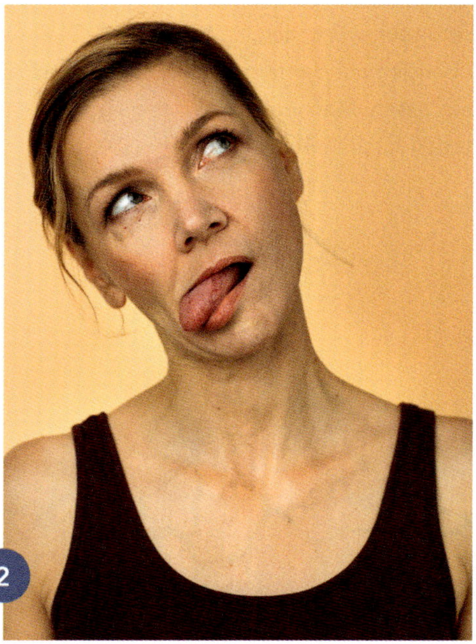

2

DEHNÜBUNGEN FÜR SCHÖNERE GESICHTSKONTUREN

- Stellen Sie sich gerade hin und verschränken Sie die Finger hinter dem Rücken. Rollen Sie die Schultern nach hinten und drücken Sie sie nach unten. Legen Sie den Kopf in den Nacken. Sie sollten eine starke Dehnung im Brust- und Halsbereich spüren. Stülpen Sie Ihre Lippen so, als möchten Sie mit ihnen »die Decke küssen«. Achten Sie darauf, dass Sie keine Fältchen bilden, schieben Sie die Lippen eher nach vorn. (1)
- Als Nächstes stellen Sie sich aufrecht hin, rollen die Schultern nach hinten, pressen sie nach unten, strecken die Halswirbelsäule. Drehen Sie den Kopf nach rechts und strecken Sie die Zunge heraus. Bewegen Sie die Zungenspitze nach oben. Sie sollten eine starke Dehnung im linken Halsbereich spüren. Wiederholen Sie das mit der anderen Seite (siehe Bild 2 auf **Seite 39**).
- Legen Sie den Kopf auf die rechte Schulter. Strecken Sie die Zunge nach rechts unten heraus. Richten Sie den Blick nach oben. Drücken Sie die linke Schulter die ganze Zeit nach unten. (2) Wiederholen Sie die Übung auf der anderen Seite.

Gesichtsyoga für klare Konturen und einen schönen Hals

Auch hier gibt es einige Übungen, mit denen Sie Ihr Grundprogramm (**Seite 32**) sinnvoll ergänzen können. Manche dieser Übungen

finden sich auch im Grundprogramm. Machen Sie sie einfach ein zweites Mal, das ist durchaus sinnvoll.
Machen Sie folgende Übungen jeweils 40 Sekunden lang. Auch diese Übungen können für den Kiefer herausfordernd sein. Entspannen Sie ihn zwischendurch gern mit den Übungen »Pferdeschnauben« und »Ein deutliches Nein« (**Seite 56** und **57**) aus dem Entspannungsprogramm.

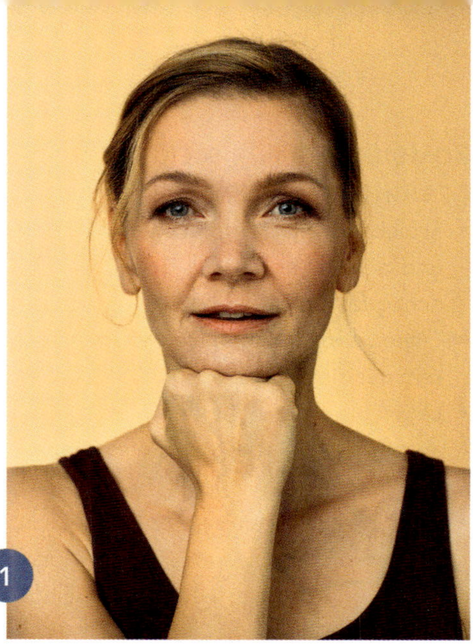
1

FAUST UNTERS KINN

- Achten Sie auf eine gerade Körperhaltung. Machen Sie mit einer Hand eine Faust und pressen Sie diese gegen das Kinn. (1)
- Versuchen Sie, gegen den Widerstand der Faust den Unterkiefer zu öffnen.

DÜNNES LÄCHELN

Bild zur Übung auf **Seite 42**.
Intensive Übung für schöne Gesichtskonturen und einen straffen Hals.

- Schieben Sie die Oberlippe über die Zähne und die Unterlippe über die Oberlippe.
- Lächeln Sie breit und heben den Kopf langsam und vorsichtig nach oben.
- Halten Sie die Spannung und heben und senken Sie den Kopf 45 Sekunden lang.

PELIKAN

Bild zur Übung auf **Seite 35**.
Tolle Übung für Hals, Kinn, Hängebäckchen.

- Legen Sie lächelnd den Kopf nach hinten.
- Ziehen Sie die Oberlippe über die Zähne.
- Schieben Sie den Unterkiefer nach vorn und ziehen Sie die Unterlippe fest nach unten, als würden Sie so lachen, dass man nur die unteren Zähne sieht. Ziehen Sie die Unterlippe so stark nach unten, dass Sie einen deutlichen Zug am Hals spüren.
- Halten Sie diese intensive Spannung, während Sie den Mund mit dem Unterkiefer langsam öffnen und schließen.

HALSBÜGLER

- Legen Sie sich auf einer Couch auf den Rücken, sodass Ihr Kopf herunterhängt.
- Heben Sie den Kopf immer wieder an und halten ihn in dieser Position.

KOMBIÜBUNG FÜR DIE UNTERE GESICHTSHÄLFTE

- Schieben Sie die Lippen über die Zähne und lächeln Sie. Pressen Sie die Lippen richtig fest auf die Zähne.
- Öffnen und schließen Sie den Mund langsam mit dieser Anspannung.
- Legen Sie drei Finger mit sanftem Druck aufs Kinn. So erschweren Sie es Ihrem Mund, sich zu schließen. (1)
- Nun üben Sie einen sanften Druck von unten aus und erschweren es Ihrem Mund, sich zu öffnen. Dazu legen Sie die Finger unter das Kinn. (2)

LIPPENHEBER

- Legen Sie den Kopf in den Nacken und sehen Sie zur Decke.
- Schieben Sie Ihre Zunge zwischen die oberen Zähne und die Oberlippe.
- Heben Sie Ihre Oberlippe mit der Zunge an. Machen Sie das einmal mittig, dann auf den Seiten. (3)
- Wenn Sie die Übung intensivieren möchten, drücken Sie mit der Oberlippe gegen die Zunge.

STIFT RAUSZIEHEN

Bild zur Übung auf **Seite 33**.
Festigt die Mundpartie, mildert Lippenfältchen. Gleichzeitig stärkt die Übung die Kieferpartie und sorgt so für schönere Konturen.

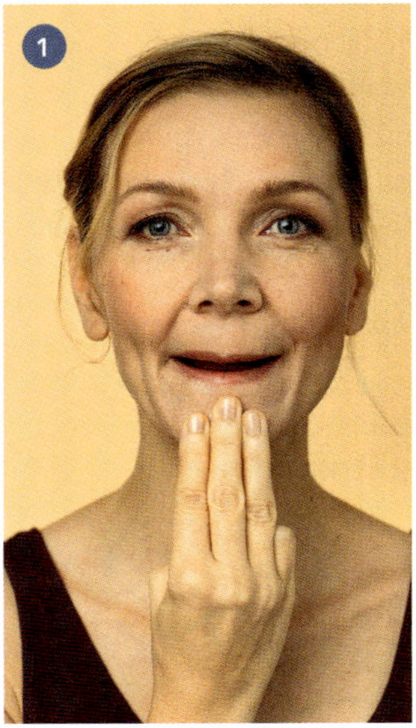

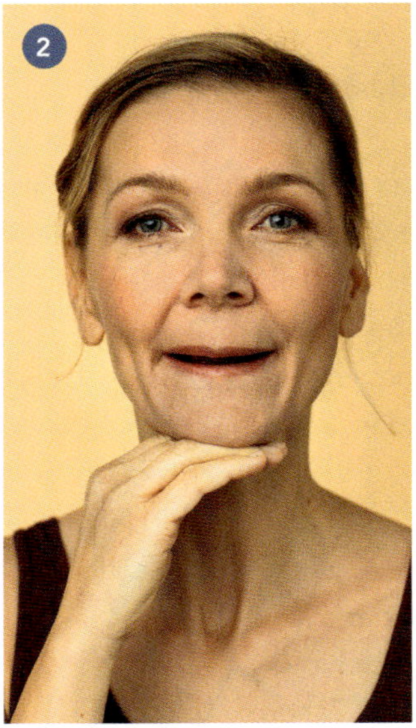

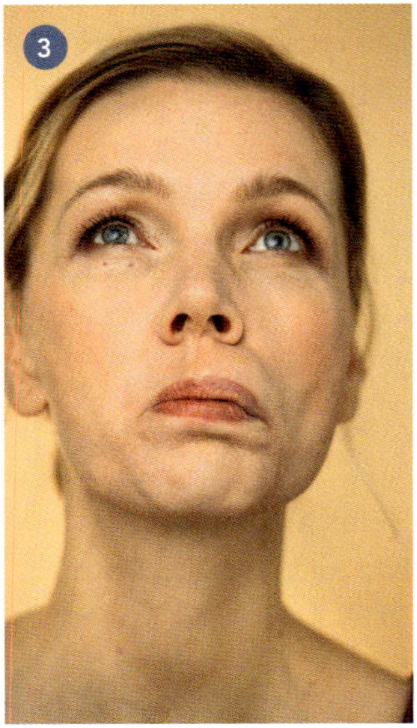

EXTRATIPP: ERNÄHRUNG UND HÄNGEBÄCKCHEN

Auch die Ernährung hat einen großen Einfluss auf hängende Haut im Gesicht. Nach der Traditionellen Chinesischen Medizin (TCM) deutet hängende Haut auf eine schwache Mitte bzw. schwaches Milz-Chi hin. Weitere Hinweise auf eine schwache Mitte sind: Müdigkeit, langsamer Stoffwechsel, Gewichtszunahme, schlechte Verdauung, Cellulite.

Das Milz-Chi ist für die Verwandlung von Nahrung in Energie zuständig. Wenn es schwächelt, kann der Körper nicht ausreichend Nährstoffe aus der Nahrung ziehen – egal, wie gesund man sich ernährt. Es wird geschwächt von

- kühlenden Lebensmitteln wie Joghurt, Milch oder kalten Getränken.
- zu viel Rohkost – laut TCM belastet Rohkost die Verdauung so stark, dass sie sie bei übermäßigem Konsum schwächt.
- zu viel Brot – übermäßiger Konsum von glutenhaltigen Nahrungsmitteln kann Hängebäckchen gravierend verschlechtern.
- Zucker und Fertigprodukten.

Das Milz-Chi können Sie stärken mit

- mindestens zwei gekochten Mahlzeiten am Tag.
- gekochten Haferflocken, Reis, Polenta.
- warmem Frühstück.
- gekochtem Gemüse und Obst.

Sorgen Sie prinzipiell für eine gute Verdauung – und die beginnt mit gründlichem Kauen.

- Schieben Sie Ihre Lippen über die Zähne und lächeln Sie.
- Legen Sie einen Stift oder Löffel der Länge nach zwischen die Lippen. Vergessen Sie nicht, weiterhin zu lächeln.
- Versuchen Sie nun, den Stift mit Ihren Händen herauszuschieben, während Ihre Lippen ihn festhalten und nicht hergeben.
- Wenn Sie keinen Stift oder Löffel zur Hand haben, legen Sie einfach Ihren Zeigefinger der Länge nach zwischen die Lippen und versuchen, ihn gegen den Widerstand der Lippen herauszuziehen.

I-O

- Formen Sie die Lippen, als würden Sie A sagen. Ziehen Sie die Lippen über die Zähne. Pressen Sie sie fest an die Zähne.
- Halten Sie diese Spannung und formen Sie die Lippen, als würden Sie I sagen.
- Formen Sie Ihre eingezogenen Lippen nun langsam abwechselnd zu einem I und dann einem O.
- Sollten sich dabei Ihre Nasolabialfalten stärker ausprägen, halten Sie sie mit den Händen glatt, indem Sie sie leicht zur Seite schieben.

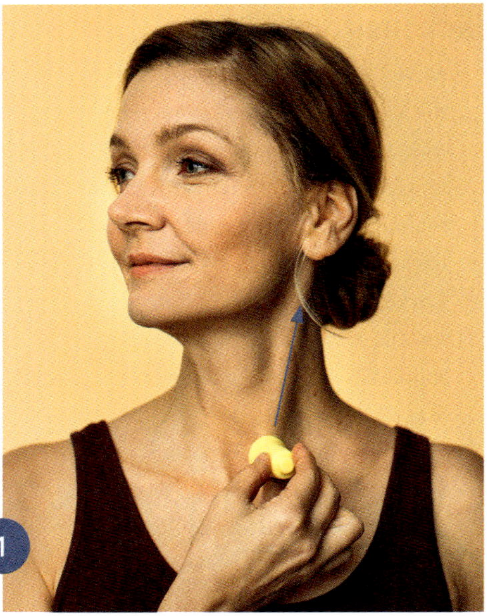

1

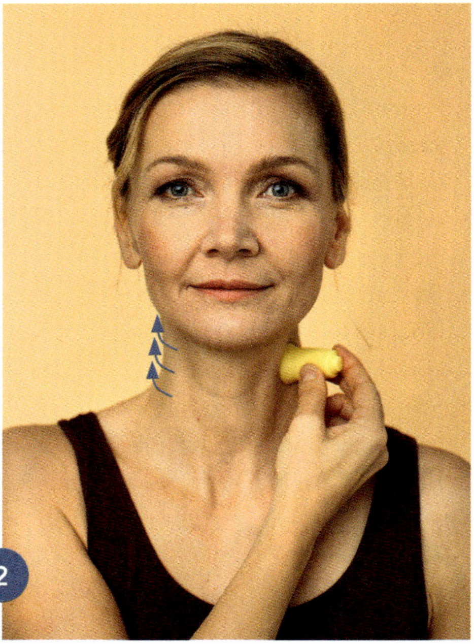

2

Massagen für schöne, klare Gesichtskonturen

SCHRÖPFEN

Integrieren Sie folgende Schröpfbewegungen in Ihre Grundmassage:

- Machen Sie hier bitte alle Schröpfbewegungen, die ich Ihnen im Kapitel »Nasolabialfalten wegmassieren, Wangen heben« empfohlen habe (**Seite 85**).
- Setzen Sie den Schröpfer unter Ihrem Kinn auf. Ziehen Sie ihn seitlich bis zum unteren Ende des Ohrs.
- Wenn Sie den Kopf nach rechts drehen, sehen Sie links am Hals einen Strang, der neben dem Schlüsselbein anfängt und sich bis hinters Ohr zieht. Schröpfen Sie diesen von unten nach oben. (1) Achten Sie bitte darauf, die Schilddrüse (vordere Mitte des Halses) nicht zu schröpfen. Bei dieser Übung kann es notwendig sein, der Haut mit einer Hand etwas Halt zu geben, während die andere Hand den Schröpfer bedient.
- Ziehen Sie eine imaginäre Linie vom äußeren Ende des Auges nach unten bis zum Hals. Setzen Sie hier den Schröpfer an (2) und ziehen Sie ihn seitlich nach hinten fast bis zur Wirbelsäule. Machen Sie dies entlang des ganzen Halses, das heißt, Sie ziehen zwei bis drei Bahnen untereinander. Auch hier kann es notwendig sein, der Haut etwas Halt zu geben.

SCHABEN

- Setzen Sie Ihr Kinn in die Aussparung des Schabers am Fischschwanz. (1) Ziehen Sie ihn von der Mitte des Kinns bis zum Ohr.
- Setzen Sie den Schaber mit dem anderen Ende in der Mitte des Kinns auf. Machen Sie mit ihm kreisende Bewegungen, mit denen Sie sich von hier quer durch die Wange bis zum oberen Ende des Ohrs bewegen. (2)
- Massieren Sie mit dem Schaber kreisend den Bereich rechts und links neben dem Nasenflügel.
- Beißen Sie die Zähne zusammen und fühlen Sie den Hügel, der beidseitig in der Nähe Ihrer Backenzähne entsteht. Entspannen Sie den Kiefer wieder und massieren Sie diesen Bereich kreisend mit dem Schaber. (3)
- Etwa 2 cm oberhalb dieses Bereichs spüren Sie eine Vertiefung. Massieren Sie diese ebenfalls kreisend. (3)
- Schaben Sie den Hals von der Mitte diagonal seitlich nach oben. (3)

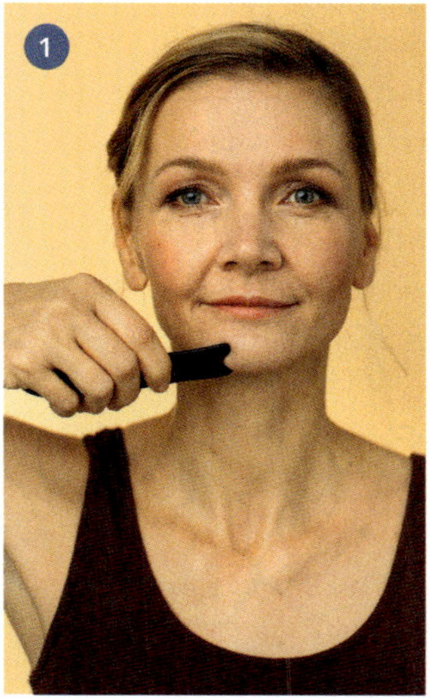

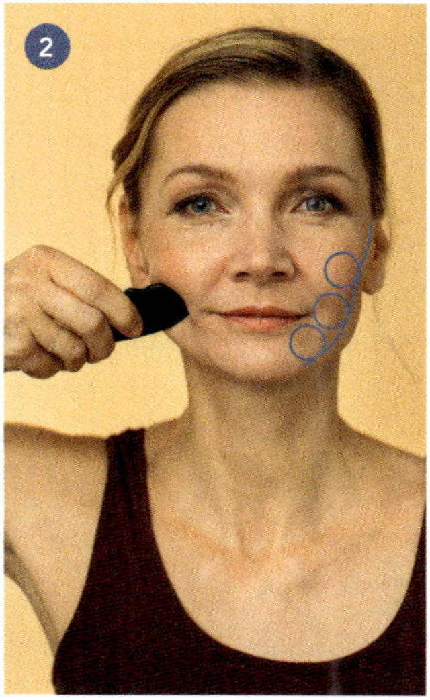

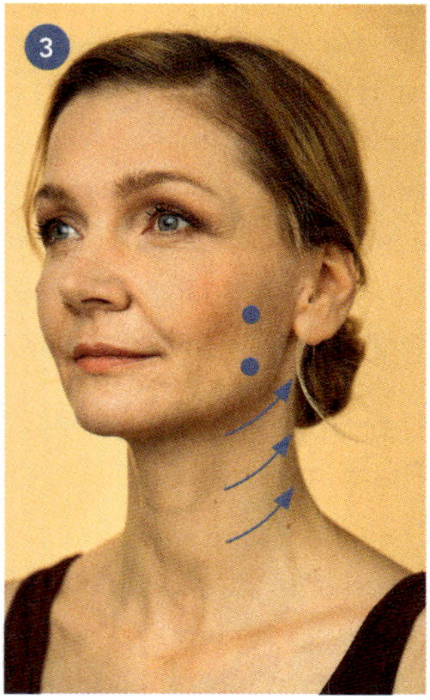

AUGENBEREICH

Die Augen verraten, ob Sie sich gut um sich kümmern

Kein anderer Gesichtsbereich verrät so viel über Sie wie Ihre Augen. Sie sprechen eine eigene Sprache und erzählen Geschichten darüber, ob Sie genug schlafen, sich gesund ernähren, ausreichend Wasser trinken und sich Erholung gönnen. All diese Faktoren spielen eine große Rolle.
Wer sich selbst vernachlässigt, sich unaufhörlich stresst, zu viel Salz isst, zu wenig trinkt und spät schlafen geht, wird mit Tränensäcken und dunklen Augenringen bestraft. Wenn Sie Raubbau an Ihrer Energie und an Ihrer Gesundheit betreiben, bildet sich schnell eine Art Höhlen und Ihre Augen scheinen tiefer zu liegen als früher. Achten Sie gut auf Ihr Chi.
Die Kunst, gesund und schön alt zu werden, ist in Wirklichkeit die Kunst, gut für sich und die eigene Energie zu sorgen. Ihr Körper verzeiht mit den Jahren nicht mehr so schnell wie früher und verlangt einen liebevollen, fürsorglichen Umgang. Das lässt Ihren Augenbereich länger glatt und frisch aussehen.

Der Stirnmuskel muss dem Oberlid Platz machen

Die Oberlider geraten mit dem Alter zunehmend unter Druck. Der schlaffe Stirnmuskel drückt die Augenbrauen nach unten und das Oberlid hat nicht mehr genug Platz.
Auch am Oberlid wird die Haut dünner und der Muskel erschlafft. Folge sind die unbeliebten Hängelider. Sie lassen uns müde und traurig aussehen und nehmen unserem Gesicht den Esprit.
In diesem Kapitel zeige ich Ihnen Übungen, mit denen Sie auch die Oberlider wieder straffen können – aber vergessen Sie nicht, auch am Stirnmuskel zu arbeiten, damit genug Platz geschaffen wird.

Gesichtsyoga für schöne Augen

Machen Sie folgende Übungen wieder jeweils 40 Sekunden lang. Sie sind eine tolle Ergänzung zum Grundprogramm (**Seite 32**), wenn Augen Ihr Anliegen sind. Sie werden einige der Übungen schon kennen. Das soll Sie nicht irritieren, machen Sie sie einfach auch in diesem Kontext noch mal, so bekommen Sie schneller gute Ergebnisse.
Geht es Ihnen in erster Linie um die Oberlider, können Sie auch die Stirnübungen gegen Zornesfalten hinzufügen (**Seite 77**).

TRÄNENSACKKILLER

- Richten Sie Ihren Blick zur Decke. Sie müssten eine leichte Spannung unter den Augen spüren.
- Legen Sie Ihre Finger sanft auf den Bereich unter Ihren Augen. (1)
- Während Ihr Blick weiterhin nach oben gerichtet ist, versuchen Sie, Ihre Augen mit dem Unterlid zu schließen. Wenn Sie es richtig machen, bewegt Ihr Augenring-

muskel nun die Finger leicht nach oben. Die Haut in diesem Bereich ist sehr dünn, es genügt ein leichtes Pulsieren. Heben und senken Sie Ihre Finger mit dem Muskel unter den Augen.

AUGEN AUF

Bild zur Übung auf **Seite 49**.

- Spannen Sie die Augenringmuskulatur an und schließen Sie dazu Ihre Augenlider bis auf einen kleinen Spalt, als ob Sie vom Licht geblendet würden. Die Wangenmuskulatur bleibt dabei ruhig, Sie spannen nur die Muskeln um Ihre Augen herum an.
- Halten Sie die Spannung und blinzeln Sie ein paar Mal.
- Machen Sie dann die Augen ganz weit auf und halten Sie ein paar Sekunden die Spannung. Achten Sie darauf, die Augenbrauen dabei nicht zu heben.
- Sie können die Übung aufwerten, indem Sie beim Anspannen und Blinzeln eine Hand vors Gesicht halten und somit in die Nähe schauen und beim Augen-weit-Aufmachen in die Ferne schauen. So wird gleichzeitig Ihre Sehkraft trainiert.

SCHLÄFENMUSKEL TRAINIEREN

Bild zur Übung auf **Seite 33**.

Hilft wunderbar gegen Krähenfüße und Lachfältchen.

- Legen Sie drei Finger auf Ihre Schläfen, direkt neben die Augen, sodass Ihr Ringfinger auf dem Knochen liegt. Schieben Sie

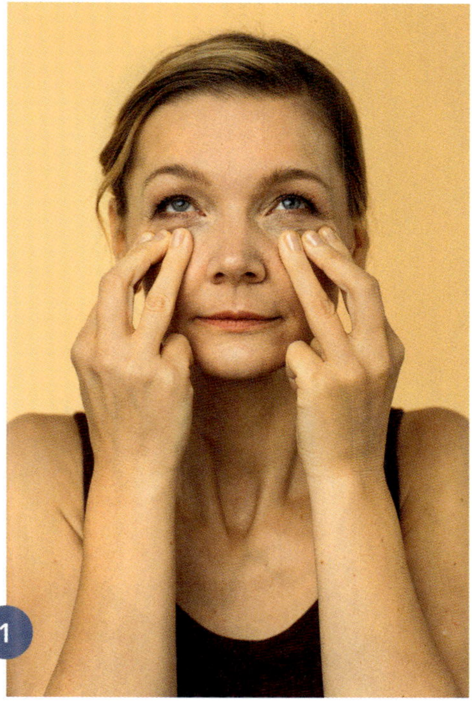

1

die Haut ganz sanft (nur 2–3 mm) diagonal nach oben und zur Seite. Die Muskeln um die Augen werden seitlich leicht nach oben gedehnt.
- Blicken Sie in Richtung Decke.
- Halten Sie die Haut fest und versuchen Sie, gegen diesen Widerstand die Augen zuzukneifen, als würde Sie Licht blenden. Bewegen Sie dabei nicht die Wangen, sondern ausschließlich die Muskeln rund um die Augen. Sie sollten unter Ihren Fingern spüren, wie sich die Schläfenmuskeln anspannen.

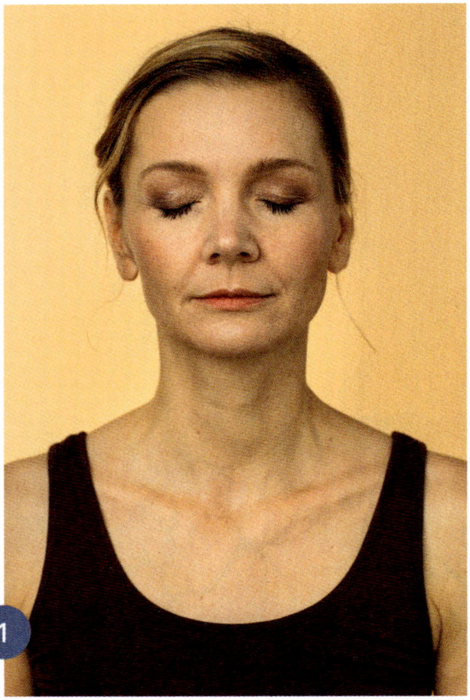
1

OBERLID ZUDRÜCKEN

- Schließen Sie die Augen.
- Legen Sie die Zeigefinger sanft auf die Oberlider.
- Versuchen Sie nun gegen leichten Druck, die Lider zu öffnen. Die Finger halten sie geschlossen.
- Hier ist Feingefühl angesagt. Drücken und ziehen Sie nicht zu fest, die Haut hier ist sehr dünn. Es genügt ein sanftes Pulsieren.

OBERLID PRESSEN

- Schließen Sie die Augen.
- Pressen Sie die Oberlider auf die Unterlider. Vermeiden Sie es, die Unterlider auch nur zu bewegen, die Bewegung geht ausschließlich von den Oberlidern aus. Auch Augenbrauen und Stirn bewegen sich nicht. (1)

BRILLE

Bild zur Übung auf **Seite 36**.

Die allerbeste Übung gegen hängende Oberlider und gegen Augenfalten.

- Formen Sie mit den Daumen und den Zeigefingern eine Art Brille.
- Legen Sie sie auf den Augenringmuskel – also um die Augen herum. Die Daumen liegen dabei unterhalb, die Zeigefinger oberhalb des Auges.
- Schieben Sie damit nun die Augenlider ganz leicht nach oben und unten auseinander (2–3 mm).
- Versuchen Sie, die Augen gegen den Widerstand der Finger mit dem Muskel zu schließen, also nicht nur das Lid zufallen zu lassen. Stellen Sie sich vor, Licht blendet Sie und Sie versuchen, die Augen zuzumachen, während Ihre Finger sie festhalten.
- Die Haut ist in diesem Bereich sehr empfindlich. Hier genügen winzige Bewegungen, gehen Sie also vorsichtig vor. Je näher am Augapfel der Zeigefinger liegt, umso schonender fürs Oberlid.

BRILLE GEGEN TIEF LIEGENDE AUGEN

- Legen Sie die Ringfinger auf die Unterlider nahe den inneren Augenwinkeln und die Mittelfinger auf die Oberlider, ebenfalls nahe den inneren Augenwinkeln.
- Fixieren Sie mit den Zeigefingern die äußeren Augenwinkel. Halten Sie hier die Haut während der ganzen Übung fest. (1)
- Schieben Sie nun mit den Ring- und Mittelfingern die Augen nach oben und unten leicht auseinander.
- Versuchen Sie, die Augen zuzudrücken, als ob Licht Sie blenden würde. Die Übung ist ähnlich wie die Brillenübung auf der linken Seite, aber sie baut den Muskel nahe der Nase auf, wo sonst im Alter oft ein unschöner Hohlraum entsteht.

AUGENWINKEL FESTHALTEN

Bild zur Übung auf **Seite 45**.
Stärkt den Augenringmuskel und verringert so Augenfältchen. Tränensäcke werden gemildert, Oberlider gestärkt.

- Legen Sie die Mittelfinger auf die inneren und die Zeigefinger auf die äußeren Augenwinkel. Halten Sie nicht nur die Augenwinkel fest, sondern legen Sie die Finger richtig auf die Wangen auf. Ringfinger und kleiner Finger beider Hände liegen angewinkelt locker unter dem Mund auf.
- Ziehen Sie die Oberlippe so weit nach unten, dass sich die Nasolabialfalte komplett glättet.
- Richten Sie den Blick nach oben.
- Versuchen Sie nun, gegen den Widerstand der Finger nach oben zu blinzeln, Ihre Augen so weit es geht mit dem unteren Lid zu schließen. Stellen Sie sich vor, dass Sie vom Licht geblendet werden, und lassen Sie Ihren Augenringmuskel arbeiten.

1

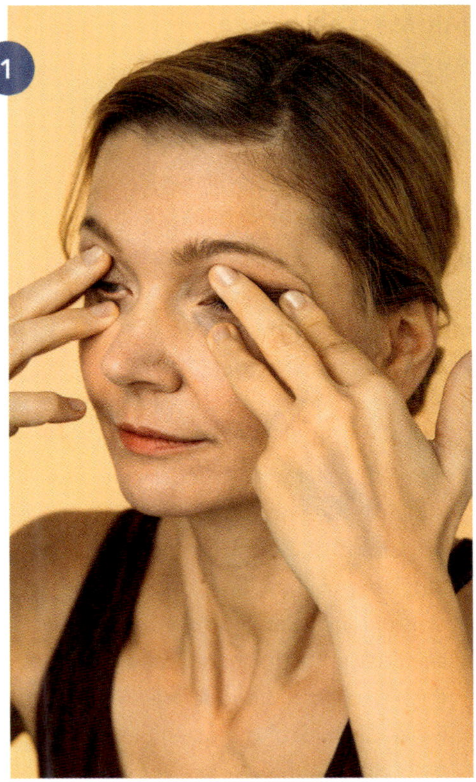

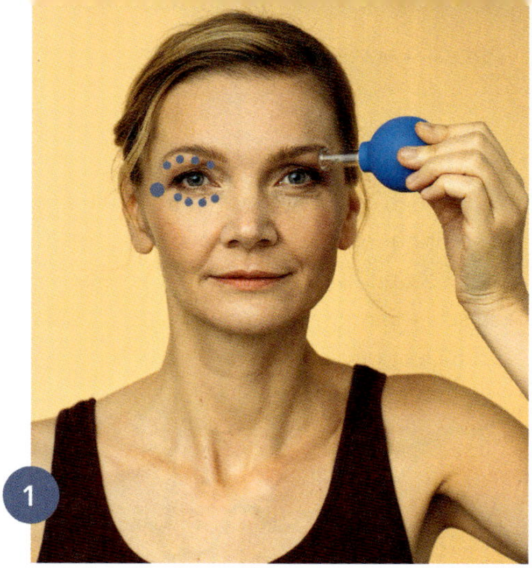

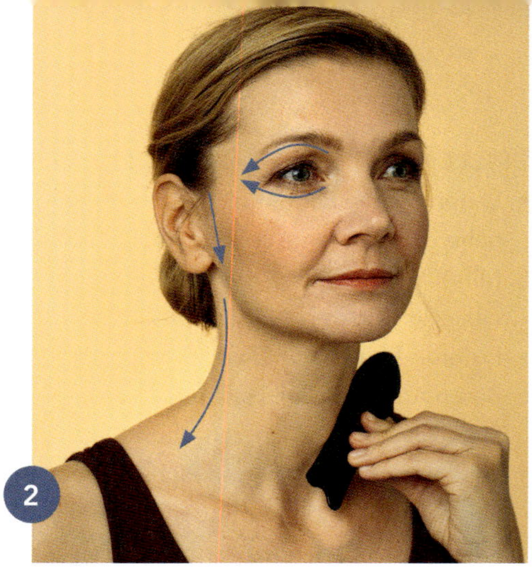

Mit Massagen zu einem schönen Augenbereich

SCHRÖPFEN

Für den Augenbereich ist ein kleiner Schröpfer mit 1 cm Durchmesser ideal. Alternativ tut es aber auch der größere. Integrieren Sie folgende Schröpfbewegungen in Ihre Grundmassage **(Seite 71)**:

- Da die Haut unter den Augen sehr dünn ist, muss man beim Schröpfen sehr vorsichtig sein. Sicherheitshalber ziehen wir daher den Schröpfer nicht, sondern wir arbeiten stationär. Beginnen Sie unter dem inneren Augenwinkel. Setzen Sie den Schröpfer auf, lassen Sie ihn für 2 bis 3 Sekunden dort und nehmen Sie ihn vorsichtig wieder ab. Wiederholen Sie das im mittleren Bereich und dann unter dem äußeren Augenwinkel. Zum Schluss setzen Sie ihn noch an der Schläfe auf.
- Mit dem 1-cm-Schröpfer können Sie dasselbe am Oberlid wiederholen. (1) Achten Sie darauf, dass Sie nicht zu nah am Auge schröpfen, sondern eher unterhalb der Augenbrauen.

SCHABEN 1

Gegen Tränensäcke hilft eine sanfte Lymphdrainage. Lassen Sie den Schaber dazu ohne Druck ganz sanft über die Haut gleiten:

- Fangen Sie am Hals an, um den Lymphfluss anzuregen und die Bahnen zum Abfließen der gestauten Flüssigkeit frei zu machen. Massieren Sie sanft von oben nach unten zum Schlüsselbein, machen Sie dort ein paar pumpende Bewegungen. (2)
- Ziehen Sie eine Bahn vor dem Ohr bis zum Hals, immer von oben nach unten. Machen Sie am Ende der Bahn am unteren Ende des Ohrs pumpende Bewegungen.

- Schaben Sie von unterhalb des inneren Augenwinkels bis zum Ohr. Machen Sie am Ende der Bahn am oberen Ende des Ohrs einige pumpende Bewegungen.
- Schaben Sie auf diese Weise auch das Oberlid. Ziehen Sie den Schaber dazu vom inneren Augenende bis zum äußeren.
- Machen Sie noch ein paar Bahnen vor dem Ohr (siehe Step 2) und zum Schluss auch am Hals (siehe Step 1).

SCHABEN 2

Gegen feine Linien und Falten um die Augen schaben Sie bitte folgendermaßen:

- Setzen Sie den Schwanz des Fischschabers so auf, dass ein Ende das Ende der Augenbraue berührt und das andere den Punkt neben dem Augenwinkel. (1) Machen Sie ein paar kleine kreisende Bewegungen auf diesen wichtigen Akupressurpunkten. Fahren Sie dann mit festem Druck in Richtung Ohr, sodass der mittlere Bereich des Ohrs zwischen den Enden des Schwanzes liegt. Auch hier machen Sie ein paar kreisende Bewegungen. Nun führen Sie den Schaber fest in einem Bogen nach oben rund ums Ohr bis zum hinteren unteren Ende des Ohrs. Auch hier machen Sie ein paar kreisende Bewegungen.
- Setzen Sie den Schwanz des Schabers so auf, dass die Nasenwurzel dazwischen liegt. (2) Massieren Sie kurz jeweils rechts und links den Punkt neben dem inneren Ende des Auges. Nun ziehen Sie eine feste Linie gerade nach oben, wenn möglich gern weiter bis zum Hinterhaupt.
- Schaben Sie mit dem Fischschwanz den Punkt unterhalb der Mitte des Auges, legen Sie den Schaber dann flacher an und ziehen ihn bis zum äußeren Ende des Auges. Bitte seien Sie vorsichtig, die Haut ist hier sehr dünn.

1

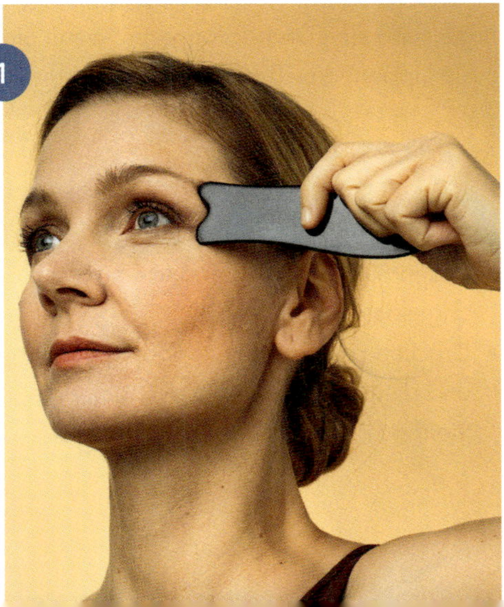

2

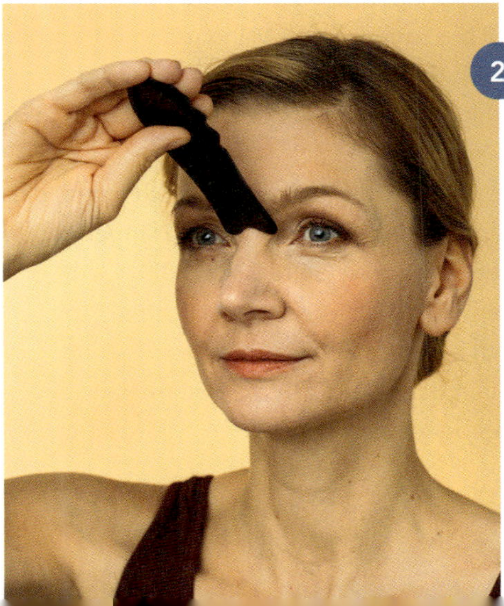

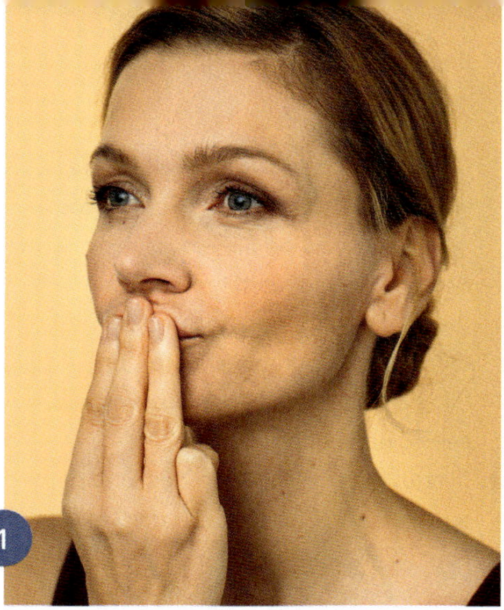
1

LIPPEN

Um die Lippen herum ist viel los – entspannen Sie sich

Der Lippenbereich macht mit dem Älterwerden gleich mehrere Veränderungen durch: Unsere Oberlippe wird immer dünner, ober- und unterhalb der Lippen bilden sich unschöne Fältchen, und seitlich der Lippen ziehen sich die sogenannten Marionettenfalten nach unten. Was kann man da tun? Schließlich sind wohlgeformte Lippen der Inbegriff von Weiblichkeit.

Bei den Marionettenfalten rate ich Ihnen, das Programm für Wangen und für Hängebäckchen zu machen (**Seite 83** und **87**). Wir brauchen die Hilfe dieser Muskulatur, um den Bereich zu entlasten. Die schlaffen Muskeln führen dazu, dass sich die Haut rechts und links der Lippen sammelt und diese Falten bildet. Achten Sie auch im Alltag darauf, die Mundwinkel nicht unnötig herunterzuziehen. Beobachten Sie sich – pressen Sie Ihre Lippen aufeinander? Beißen Sie auf ihnen herum? Ziehen Sie die Mundwinkel herunter? Falls ja, nützen Sie das folgende Programm, um die Spannung aus dem Mundbereich zu lösen. Um etwas gegen Lippenfältchen aller Art unternehmen zu können, brauchen Sie einen entspannten Lippenbereich.

Die Lippen auf natürliche Weise »aufblasen«

Dass der Mund vom sogenannten Mundringmuskel umrandet ist, hilft uns sehr, diesen Bereich zu straffen und den Lippen wieder mehr Volumen zu geben. Denn wo ein Muskel ist, da besteht auch die Möglichkeit, ihn gut aufzubauen und das Volumen zu vergrößern. Daher ist hier Gesichtsyoga besonders wichtig. Machen Sie folgende Übungen jeweils 40 Sekunden, gern auch länger, wenn es Ihnen möglich ist. Sie sind eine wichtige Ergänzung zum Grundprogramm, wenn Sie Ihren Lippenbereich verbessern möchten:

MARILYN MONROE

- Lächeln Sie und pressen Sie die Lippen dabei leicht nach außen gestülpt aufeinander.
- Legen Sie die mittleren drei Finger auf Ihre angespannten Lippen. (1)
- Drücken Sie die Finger gegen die Lippen und die Lippen gegen die Finger. Pressen Sie die Lippen weiterhin aufeinander.

LIPPEN SCHNAPPEN FÜR FORTGESCHRITTENE

- Schieben Sie Ihre Daumen in den Mund und halten Sie mit den Zeigefingern von außen Ihre Oberlippe etwa in der Mitte fest. (1)
- Ziehen Sie die Oberlippe mit den Fingern ca. 5 mm auseinander. Bitte nicht mehr.
- Halten Sie sie mit den Fingern fest und versuchen Sie, die Lippen zu spitzen. Das bedeutet, die Finger ziehen auseinander, die Lippen versuchen, sich in die Mitte zu bewegen.

1

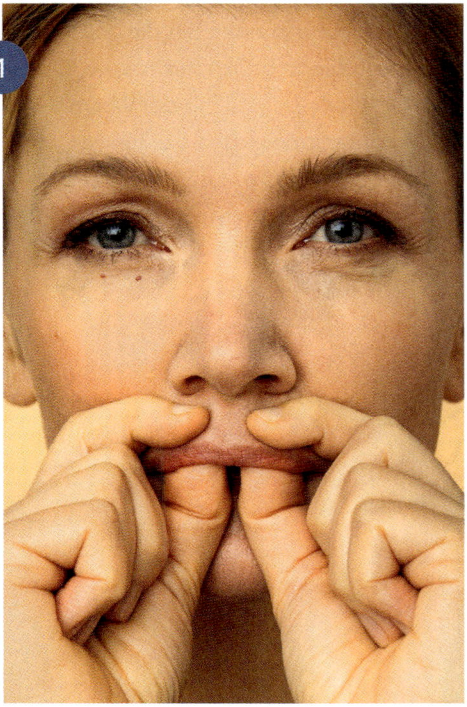

- Lassen Sie die Unterlippe mitmachen. Auch diese ist vom Volumenverlust und von Fältchen betroffen. Während Sie die Oberlippe halten, pressen Sie die Gelenke Ihrer Daumen an die Unterlippe. Ziehen Sie während der Übung gleichzeitig mit Ihren Daumengelenken die Unterlippe leicht auseinander, während der Muskel versucht, einen Kussmund zu bilden.

GEPRESSTES LÄCHELN

Bild zur Übung auf **Seite 53**.

- Lächeln Sie und pressen Sie Ihre Lippen aufeinander. Stülpen Sie sie beim Aufeinanderpressen leicht nach außen.
- Nun lächeln Sie noch mehr. Lächeln Sie, so breit es Ihnen möglich ist. Pressen Sie währenddessen die ganze Zeit Ihre nach außen gestülpten Lippen aufeinander.

LIPPEN ÜBERFORDERN

- Lächeln Sie. Ziehen Sie die Lippen über die Zähne, sodass man sie nicht sehen kann.
- Versuchen Sie, gleichzeitig breit zu lächeln und die Lippen zusammenzuziehen. (1)
- Sie bewegen also die Mundwinkel auseinander, während Sie gleichzeitig versuchen, mit dem mittleren Teil der Lippen einen Kussmund zu bilden. Die Lippen bleiben die ganze Zeit eingezogen. Sollten sich auf den Wangen Fältchen bilden, glätten Sie diese bitte während der Übung mit den Händen.

1

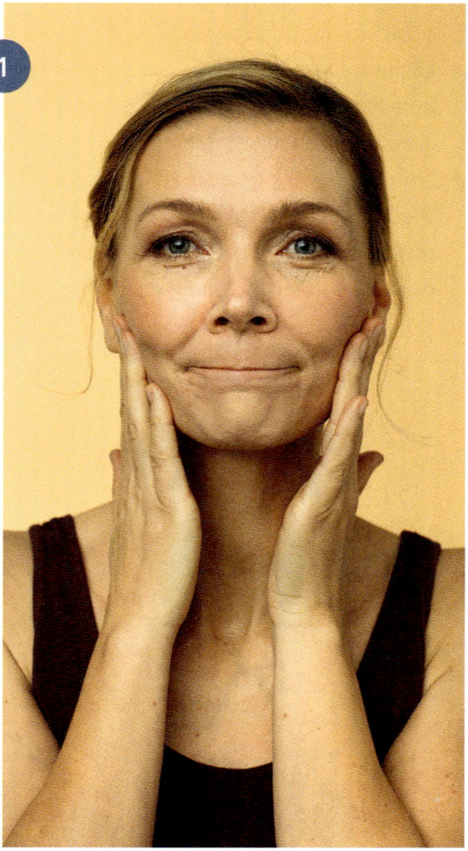

ZUNGE GEGEN LIPPEN

Bild zur Übung auf **Seite 41**.

- Pressen Sie die Zunge von innen gegen die Nasolabialfalte.
- Pressen Sie nun die Wange gegen den Widerstand der Zunge.
- Bewegen Sie die Zunge langsam im Kreis – also zur Oberlippe, auf die andere Seite, nach unten, bis Sie wieder dort sind, wo Sie angefangen haben. Machen Sie das langsam und pressen Sie die ganze Zeit mit der Zunge gegen die Wange, Ober- und Unterlippe und mit der Wange, Ober- und Unterlippe gegen die Zunge.
- Sollte Ihnen das zu intensiv sein, können Sie den Mund öffnen, dann wird die Übung leichter.

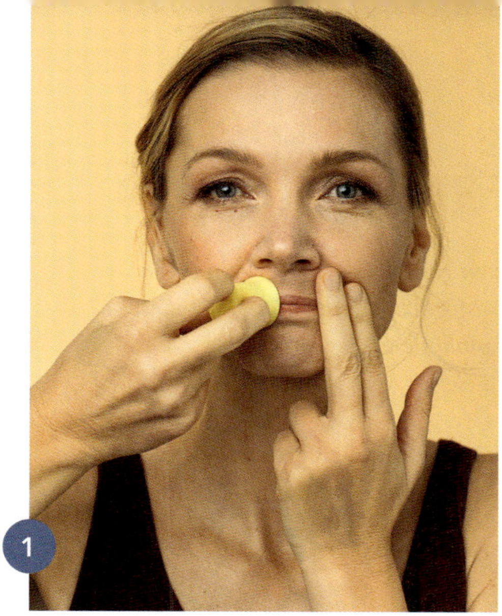

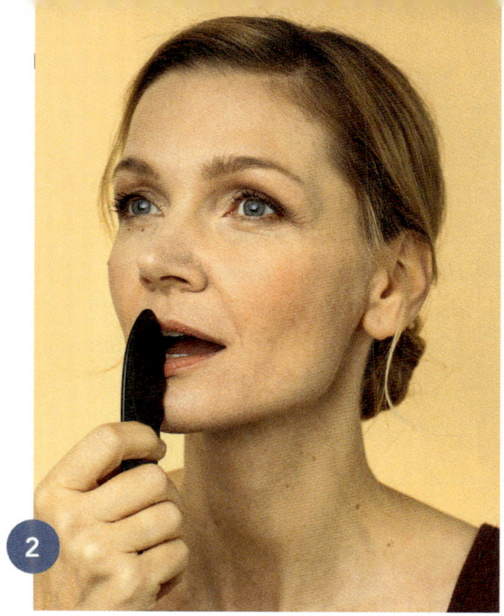

Schröpfen und Schaben für schöne Lippen

SCHRÖPFEN

Ein 1-cm-Schröpfer ist von Vorteil, um Ober- und Unterlippe einzeln zu schröpfen. Es geht aber auch mit dem größeren Schröpfer.

- Schließen Sie die Lippen und setzen Sie den Schröpfer in der Mitte der Lippen auf. Halten Sie mit Ihren Fingern den linken Lippenbereich fest, während Sie den Schröpfer nach rechts ziehen. (1) Auf der anderen Seite wiederholen.
- Mit dem 1-cm-Schröpfer verfahren Sie genauso, nur schröpfen Sie Ober- und Unterlippe einzeln: Öffnen Sie den Mund, setzen den Schröpfer auf der Mitte der Oberlippe auf, halten links, ziehen rechts und umgekehrt. Auf der Unterlippe wiederholen.

SCHABEN

Für den Lippenbereich verwenden wir entweder den Fischschwanz oder die Zacken auf der Seite des Schabers.

- Öffnen Sie den Mund und legen Sie die Oberlippe in die Aussparung am Schwanz oder in eine der Zacken auf der Seite. Spannen Sie Ihre Lippen leicht an. Bewegen Sie den Schaber hin und her und gleiten Sie so mit ihm auf der Oberlippe entlang. Wenn Sie dies mit der Aussparung machen, gibt Ihnen das die Möglichkeit, den Bereich oberhalb der Lippe gut auszumassieren. Wenn Sie mit den Zacken massieren, geht die Massage stärker auf die Lippen selbst. Wiederholen Sie dies auf der Unterlippe. (2)

OFT GEFRAGT

Hier finden Sie Antworten auf die am häufigsten gestellten Fragen. Vom (vermeintlich) idealen Alter für natürliches Facelifting bis zur Möglichkeit, die Methoden dieses Buches miteinander zu kombinieren.

BIN ICH VIELLEICHT SCHON ZU ALT FÜR DIESE METHODEN?

Es ist nie zu spät, mit Gesichtsyoga, Gua Sha und Facial Cupping anzufangen. Sie würden ja auch nicht fragen, ob es noch Sinn macht, sich zu bewegen, wenn man 70 ist. Es macht immer Sinn und je älter wir sind, umso mehr Unterstützung braucht der Körper von uns. Man kann also in jedem Alter anfangen. Je jünger man ist, umso schneller wird man Veränderungen feststellen, das ist klar. Aber auch im hohen Alter sind Verbesserungen möglich und Ihr Körper wird es Ihnen danken. Meine älteste Klientin ist 82 Jahre alt.

KÖNNEN GESICHTSÜBUNGEN FALTEN VERURSACHEN?

Nein. Die verjüngende Wirkung von Gesichtsyoga wurde in einer amerikanischen Studie nachgewiesen. Chronische Verspannungen im Gesicht und eingefrorene Mimik können Falten verursachen. Bei den Gesichtsübungen handelt es sich um kurze Bewegungen, so konzipiert, dass Falten verhindert und reduziert werden. Bei einigen Übungen ist angegeben, wie Sie mit Ihren Händen die Haut glattstreichen beziehungsweise verhindern, dass sich Falten bilden.

WIE SCHNELL SIEHT MAN ERSTE ERGEBNISSE?

Das kommt auf die Beschaffenheit des Gewebes, Ihr Alter und Ihre Lebensweise an. Manche brauchen nur ein paar Tage, andere zwei Wochen. Hier spielt aber auch die Eigenwahrnehmung eine nicht zu unterschätzende Rolle, manche Frauen sind sehr streng mit sich. Achten Sie darauf, dass Sie sich nicht zu sehr auf ein bestimmtes Ergebnis versteifen, sondern das große Ganze im Auge behalten. Verbissenheit sorgt für unschöne Gesichtszüge. Gehen Sie liebevoll mit sich um und versuchen Sie, positive Veränderungen wahrzunehmen und sich darüber zu freuen.

DARF ICH TROTZ ROSACEA SCHRÖPFEN UND SCHABEN?

Ja, wenn Sie Folgendes berücksichtigen: Sie sollten niemals über die betroffenen Bereiche massieren. Aber es ist wichtig, dass Sie das Dekolleté, den Hals und den Nacken schröpfen beziehungsweise schaben, denn dies entstaut und hilft so Ihrem Gesicht, die Rötungen und die Hitze abzubauen. Im Gesicht schröpfen oder schaben Sie vorsichtig um die betroffenen Stellen herum. Schaben oder schröpfen Sie auch nie Bereiche, die zwar noch nicht sichtbar entzündet sind, sich aber heiß anfühlen. Die Umgebung zu massieren, kann aber eine deutliche Abhilfe schaffen. Lesen Sie hierzu auch den Hinweis auf Seite 69.

WAS TUN, WENN ICH MIT EINER ÜBUNG NICHT KLARKOMME?

Wenn sich Ihnen eine Übung nicht erschließt, lassen Sie sie aus. Sie haben hier in dem Buch eine gute Auswahl an Alternativen. Kehren Sie zu ihr zurück, wenn Sie mehr Praxis und Erfahrung haben. Sie werden überrascht sein, wie sehr sich Ihre Wahrnehmung verändert hat.

WAS TUN, WENN ICH DEN MUSKEL NICHT BEWEGEN KANN?

Das kommt vor, insbesondere im Augen- und oberen Wangenbereich. Ich rate Ihnen, die Übung trotzdem zu machen und den Muskel in der Vorstellung zu bewegen. Studien zufolge lässt auch mentales Üben unsere Muskeln wachsen. Sie verbessern damit auch die Verbindung zu diesem Muskel und eines Tages wird er mitmachen und sich bewegen. Wenn Sie die Geduld nicht aufbringen, können Sie die Übung auch mit einer anderen Übung für diesen Gesichtsbereich ersetzen.

ICH HABE NACKENPROBLEME UND FINDE MANCHE ÜBUNGEN ZU INTENSIV FÜR DEN NACKEN.

Der Nacken wird bei manchen Übungen beansprucht. Sollte das für Sie unangenehm oder gar schmerzhaft sein, lehnen Sie sich hinten an einer Wand an, sodass Ihr Kopf gestützt ist. Sie können diese Übungen auch im Liegen machen.

ICH HABE BOTOX BZW. HYALURONSÄURE SPRITZEN LASSEN ...

In dem Fall wird vom Schröpfen und Schaben abgeraten, um die Substanz nicht ungewollt zu verteilen. Gesichtsyoga ist kein Problem, sofern es die Beweglichkeit Ihrer Muskeln zulässt. Zur Sicherheit fragen Sie bitte Ihren Arzt.

WIE KANN ICH SCHRÖPFEN UND SCHABEN KOMBINIEREN? UND WIE OFT?

Sie können einfach den Wochenprogramm-Vorschlägen auf Seite 106 folgen. Wenn Sie öfter schröpfen und / oder schaben wollen, dann können Sie das gern tun, lassen Sie immer einen Tag zwischen den Massagen frei. Sie können einmal schröpfen, einmal schaben oder ein paar Wochen lang nur schröpfen, dann wieder nur schaben. Sie können die Massagen auch so kombinieren, dass Sie den Hals, die Wangen und die Stirn, also die großen Bereiche, schröpfen und die kleineren mit dem Schaber massieren.

VORSCHLÄGE FÜR WOCHENPROGRAMME

Hier finden Sie Anregungen, wie Sie Ihr Programm für natürliches Facelifting Tag für Tag gestalten können. Selbstverständlich können Sie sich auch eine eigene Übungsfolge zusammenstellen.

PROGRAMM 1 – EINFACH, ABER EFFEKTIV

Montag: Grundprogramm Gesichtsyoga
Dienstag: Grundprogramm Gesichtsyoga, Grundmassage Schröpfen
Mittwoch: Grundprogramm Gesichtsyoga
Donnerstag: Grundprogramm Gesichtsyoga, Grundmassage Schaben
Freitag: Grundprogramm Gesichtsyoga
Samstag: frei oder Entspannungsprogramm
Sonntag: frei

PROGRAMM 2 – FÜR SPEZIELLE ANLIEGEN

Montag: Grundprogramm Gesichtsyoga + Übungen aus dem Spezialprogramm, Grundmassage Schröpfen + Massagegriffe aus dem Spezialprogramm
Dienstag: Grundprogramm Gesichtsyoga
Mittwoch: Grundprogramm Gesichtsyoga + Übungen aus dem Spezialprogramm, Grundmassage Schaben + Massagegriffe aus dem Spezialprogramm
Donnerstag: frei oder Entspannungsprogramm
Freitag: Poweryoga fürs Gesicht
Samstag: Grundprogramm Gesichtsyoga + Übungen aus dem Spezialprogramm, Grundmassage Schaben + Massagegriffe aus dem Spezialprogramm
Sonntag: frei

WOCHENPROGRAMM 3 – FÜR EHRGEIZIGE

Montag: Poweryoga fürs Gesicht, Grundmassage Schaben
Dienstag: Grundprogramm Gesichtsyoga
Mittwoch: Grundprogramm Gesichtsyoga + Übungen aus einem der Spezialprogramme (hier können Sie jede Woche ein anderes Spezialprogramm nehmen), Grundmassage Schröpfen
Donnerstag: Grundprogramm Gesichtsyoga
Freitag: Poweryoga fürs Gesicht, Grundmassage Schröpfen oder Schaben
Samstag: frei oder Entspannungsprogramm
Sonntag: frei

EMPFEHLENSWERTE INSTRUMENTE

Gua Sha

Fischschaber

Für die Gesichtsmassage ist der Fischschaber aus Horn am besten geeignet. Schaber aus Jade oder ähnlichem Material haben zu breite Kanten für eine effektive Gesichtsmassage. Machen Sie sich die Rundungen dieses Schabers zunutze, sie sind perfekt fürs Gesicht geeignet.

Gua-Sha-Kamm

Für die Massage von Kopfhaut, Körper, Nacken und Cellulite sowie für die Lymphdrainage im Gesicht eignet sich der Gua-Sha-Kamm aus Jade. Bei einer Lymphdrainage des Gesichts gehen Sie vor wie im Kapitel über Gua Sha beschrieben (Seite 64), nur arbeiten Sie mit ganz leichtem Druck.

Facial Cupping

Einfacher Silikonschröpfer 3 cm

Er ist günstig und für die Gesichtsmassage gut geeignet. Da er flexibel ist, passt er sich den unebenen Flächen gut an, was gegenüber einem Glasschröpfer ein großer Vorteil ist.

Bella Bambi Mini gelb 2 cm

Der gelbe Bella Bambi hat gegenüber dem einfachen Silikonschröpfer den Vorteil, dass er für die Finger einfacher zu bedienen ist. Für Menschen mit Fingergelenkproblemen also eine gute Wahl. Aber nicht nur für die. Er ist fürs Gesicht gemacht, daher sehr sanft, man muss nicht so sehr auf die richtige Dosierung des Unterdrucks achten. Er ist etwas kostspieliger, hat aber die genannten Vorteile.

Bella Bambi Mini Trio 2 cm

Hier sind drei Schröpfer aus hochwertigem Silikon in drei verschiedenen Intensitäten. Der gelbe kann wie oben beschrieben problemlos in den sensibelsten Bereichen und dem ganzen Gesicht angewendet werden. Der orangene ist etwas intensiver und kann im Stirn-, Hals- und Dekolletébereich mehr bewegen. Der rote ist intensiv und gut geeignet für den Nacken.

Schröpfer mit 1 cm

Hier empfehle ich einen Schröpfer aus Glas, da Silikonschröpfer mit diesem Durchmesser kaum den nötigen Unterdruck zustande bringen. Dieser Schröpfer eignet sich dazu, kleine Bereiche im Gesicht zu massieren, sowie tiefere Falten gezielt zu schröpfen. So kann man mit ihm zum Beispiel wunderbar die Lippen und den Augenbereich schröpfen oder entlang der Nasolabial- und Zornesfalten fahren (immer von unten nach oben).

BÜCHER UND ADRESSEN, DIE WEITERHELFEN

Bücher

Biasini, Gabriela
Natürlich Falten weg
Akupressing: die sanfte Methode für ein jugendliches Aussehen
Südwest Verlag

Collins, Danielle
Danielle Collins' Face Yoga
Firming facial excercises & inspiring tips to glow, inside and out
Watkins Publishing

Oellerich, Heike; Wessels, Miriam
Cupping
Die neue Methode zum Lösen der Faszien
GRÄFE UND UNZER Verlag

Otto, Beatrix
Schröpfen
Grundlagen – Indikationen – Therapie
Urban & Fischer Verlag

Schmid, Christina
Chi statt Botox
Fernöstliche Geheimnisse zur Faltenreduzierung und Straffung der Gesichtshaut
Bacopa Verlag

Schmid, Christina
Du bist am schönsten, wenn du du bist
So lässt du deine innere Schönheit erstrahlen
Goldegg Verlag

Takatsu, Fumiko
The Ultimate Guide to the Face Yoga Method
Independently published

Zhongchao, Wu
Gua Sha Scraping Massage Techniques
A Natural Way of Prevention and Treatment through Traditional Chinese Medicine
Shanghai Press

Ziegelbauer, Katharina
Mit Yin & Yang im Wechsel
TCM-Ernährung und Rezepte für die Frau ab 40
Kneipp Verlag

Bezugsquellen

shop.chi-statt-botox.com/
Online-Shop der Autorin. Hier können Sie alle Instrumente beziehen.

www.bacopa.at
Ein Shop mit TCM-Bedarf und einer großen Auswahl an einschlägigen Büchern. Auch hier finden Sie alle im Buch erwähnten Produkte.

YouTube-Kanäle

Christina Schmid
YouTube-Kanal der Autorin, in dem es um die Themen Gesichtsyoga, Traditionelle Chinesische Medizin (TCM), weibliches Selbstwertgefühl und Ähnliches geht.

CANTIENICA Körper in Evolution
Enthält viel über die richtige Körperhaltung, Übungsvideos eingeschlossen.

Eric Standop – Facereader
Was Ihr Gesicht über Ihre Persönlichkeit, Lebensführung und Gefühle verrät, erzählt der »Gesichtsleser« in seinen Videos.

SACHREGISTER

LIEBE LESERINNEN UND LESER,

wir wollen Ihnen mit diesem Buch Informationen und Anregungen geben, um Ihnen das Leben zu erleichtern oder Sie zu inspirieren, Neues auszuprobieren. Wir achten bei der Erstellung unserer Bücher auf Aktualität und stellen höchste Ansprüche an Inhalt und Gestaltung. Alle Anleitungen und Rezepte werden von unseren Autoren, jeweils Experten auf ihren Gebieten, gewissenhaft erstellt und von unseren Redakteur*innen mit größter Sorgfalt ausgewählt und geprüft.

Haben wir Ihre Erwartungen erfüllt? Sind Sie mit diesem Buch und seinen Inhalten zufrieden? Wir freuen uns auf Ihre Rückmeldung. Und wir freuen uns, wenn Sie diesen Titel weiterempfehlen, in Ihrem Freundeskreis oder bei Ihrem Online-Kauf.

Sollten wir Ihre Erwartungen so gar nicht erfüllt haben, tauschen wir Ihnen Ihr Buch jederzeit gegen ein gleichwertiges zum gleichen oder ähnlichen Thema um.

KONTAKT ZUM LESERSERVICE

GRÄFE UND UNZER VERLAG
Grillparzerstraße 8
81675 München
www.gu.de

IMPRESSUM

GU ist eine eingetragene Marke der GRÄFE UND UNZER VERLAG GmbH, www.gu.de

ISBN 978-3-8338-7737-7
8. Auflage 2025

Projektleitung: Reinhard Brendli
Lektorat: Daniela Weise
Bildredaktion: Nele Schneidewind, Dr. Nafsika Mylona
Umschlaggestaltung und Layout: independent Medien-Design, Horst Moser, München
Herstellung: Petra Roth
Satz: griesbeckdesign, Dorothee Griesbeck, München
Reproduktion: Medienprinzen GmbH, München
Druck und Bindung: Firmengruppe APPL, aprinta druck, Wemding

Umwelthinweis
Nachhaltigkeit ist uns sehr wichtig. Der Rohstoff Papier ist in der Buchproduktion hierfür von entscheidender Bedeutung. Daher ist dieses Buch auf PEFC-zertifiziertem Papier gedruckt. PEFC garantiert, dass ökologische, soziale und ökonomische Aspekte in der Verarbeitungskette unabhängig überwacht werden und lückenlos nachvollziehbar sind. Die GU-Homepage finden Sie unter www.gu.de

Bildnachweis
Cover: iStock
Fotoproduktion: Sacha Höchstetter
Weitere Fotos: Harald Schmid: S. 4; Getty Images: S. 8, 16; iStock: S. 10; Stocksy: hintere Klappe oben rechts und links

Syndication:
www.imageprofessionals.com

Wichtiger Hinweis
Die Gedanken, Methoden und Anregungen in diesem Buch stellen die Meinung bzw. Erfahrung der Verfasserin dar. Sie wurden von der Autorin nach bestem Wissen erstellt und mit größtmöglicher Sorgfalt geprüft. Sie bieten jedoch keinen Ersatz für persönlichen kompetenten medizinischen Rat. Jede Leserin, jeder Leser ist für das eigene Tun und Lassen auch weiterhin selbst verantwortlich. Weder Autorin noch Verlag können für eventuelle Nachteile oder Schäden, die aus den im Buch gegebenen praktischen Hinweisen resultieren, eine Haftung übernehmen.